单桂敏◎著

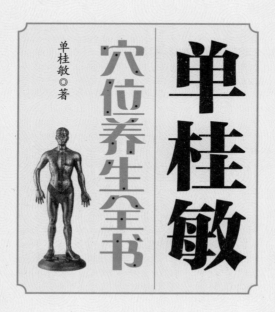

穴位养生全书

单桂敏

U0385943

黑龙江科学技术出版社
HEILONGJIANG SCIENCE AND TECHNOLOGY PRESS

图书在版编目（ＣＩＰ）数据

单桂敏穴位养生全书 / 单桂敏著. -- 哈尔滨：黑龙江科学技术出版社, 2019.2

ISBN 978-7-5388-9910-8

Ⅰ.①单… Ⅱ.①单… Ⅲ.①穴位疗法 Ⅳ.①R245.9

中国版本图书馆CIP数据核字(2018)第274484号

单桂敏穴位养生全书
SHAN GUIMIN XUEWEI YANGSHENG QUAN SHU

作　　者	单桂敏
项目总监	薛方闻
责任编辑	项力福
封面设计	蒋碧君
图书策划	日知图书（www.rzbook.com）
出　　版	黑龙江科学技术出版社
	地址：哈尔滨市南岗区公安街 70-2 号 邮编：150007
	电话：（0451）53642106 　传真：（0451）53642143
	网址：www.lkcbs.cn
发　　行	全国新华书店
印　　刷	北京天宇万达印刷有限公司
开　　本	720 mm×1 000 mm　1/16
印　　张	12
字　　数	180 千字
版　　次	2019 年 2 月第 1 版
印　　次	2019 年 2 月第 1 次印刷
书　　号	ISBN 978-7-5388-9910-8
定　　价	49.80 元

◆◇ 序 言 ◇◆

　　我从医已经四十余年了，从中接触了太多被各种疾病困扰的患者。有颈肩腰腿痛的年轻上班族，有被糖尿病、老胃病等折磨很多年的中老年人，也有才几岁大经常感冒发烧的小娃娃。看着他们不堪病魔的折磨，到处求医问药，不止一次地听他们说看病真不容易，找个好大夫更难！每当这个时候，我都会跟他们说，咱们身体上就有随身携带的药囊，那就是穴位！要是把这些穴位的治疗作用弄明白了，很多病自己就能治。

　　对于好学的患者，我常常会把对症的穴位画出来，教会方法让他回家自己治疗，这样往往能收到很好的效果，患者还省去了来回跑医院的麻烦。我觉得，帮患者把病治好并不是最重要的，重要的是教给大家怎样自己治病，怎样少生病，甚至不生病。

　　穴位是人体表上一个一个的点，这些点连起来串成了一条条的经络。通过它们，可以诊断疾病，也可以治疗疾病。通过穴位来治病的方法有很多，针灸、艾灸、刮痧、拔罐、贴敷等等，都是中医常用的手段。

　　还没退休的时候，我大都采用艾灸等方法给患者治疗，还开通了博客专门弘扬艾灸疗法，帮助很多患者解除了病痛。为此，他们亲切地称呼我为"单阿姨"。但近几年我发现，仅仅推广艾灸的方法还不够，一方面应让读者认识到穴位养生的重要性，学会利用这个随身药囊调理身体，防患于未然；另一方面应方便读者就地取材，随时随地利用穴位解除病痛，这样一来，提供多样化的穴位养生手段就很有必要。

　　在写这本书前，我思考了很长时间。我所希望的是，大家能记住哪个穴位能治哪些病症就可以，有条件你可以拔罐、可以艾灸，条件不允许时，你至少可以按摩推拿。因为只要你选对了穴位，无论哪种方法都有作用，只不过是各有各的长处而已。比如，艾灸温补的效果好，拔罐祛寒湿作用明显，刮痧活血通络更胜一筹，但如果你当下没条件操作，那么按摩就是最好的方法。

所以，在这本书里，我们来谈谈穴位。我会告诉你，涌泉穴对治疗失眠效果很好，肩贞穴对治疗肩周炎有特效，也会告诉你最适合的手段是刮痧或者艾灸、拔罐等等。但如果你想采用其他的方法，也没有问题，只是任何方法都应注意适度。希望广大读者找到适合自己的方案，并坚持通过穴位来养生或者治病，以达到收获健康的目的。

单桂敏

目 录
CONTENTS

I

第三章

那些总也"治不好"的病，换个方法试试／81

第四章

男人女人烦心事，不声不响解决掉／121

第五章

祖传的老方法，孩子不受罪、父母不揪心 / 153

⊙ 穴位是人体自带的大药

穴位是人体自带的大药，利用一定的方法对特定穴位进行刺激，可以调节脏腑功能、平衡阴阳、舒筋活血、通络止痛，激发人体自愈力，达到养生治病的目的。另外，由于穴位养生花费少、操作简单、效果显著，又免去了来回跑医院的麻烦，非常适合普通大众在家自我养生祛病。因此，近些年来，穴位养生越来越受欢迎。

中医对穴位养生非常重视。我们常说"人体自有大药"，大药说的就是穴位。如果我们掌握了穴位养生治病的方法，就能随时随地利用经络、穴位祛除一些日常疾病，不但效果显著，而且实施起来方便、快捷，往往具有手到病除的效果。

那么，什么是穴位呢？说到穴位，就不得不提经络。经络是全身气血运行传输的通道，穴位则是气血停留汇聚的驿站。穴位，又叫腧穴，是人们在长期的医疗实践中发现的治病部位，是人体脏腑、经络之气输注于体表的特殊部位，既是疾病的反应点，又是针灸临床的刺激点。穴位分布于人体的各个部位，气血津液运行其间，起到滋养人体脏腑、肌肉、骨骼、筋脉的作用，穴位里的气血津液充足，人才能生机勃勃。

人体的穴位有很多，彼此之间不是孤立的，而是互相联系的。其作用是多方面的，不是单一的。穴位大体可分为十四经穴、奇穴、阿是穴三类。

十四经穴：又称"经穴"，指分布在十二经脉和任、督两脉上的穴位，主治本经病症，是穴位中最主要的部分。

奇穴：既有一定的穴名，又有明确的位置，但尚未列入十四经系统的穴位，因此也叫作"经外奇穴"。奇穴的分布比较分散，对某些病症有一定的特异性治疗作用，如太阳穴治头痛、阑尾穴治阑尾炎等。

阿是穴：俗称"压痛点"，古代叫作"以痛为腧"。它既无具体名称，也没固定位置，而是以压痛点或阳性反应点作为穴位，实际上是尚未命名的穴位，是经穴产生的基础。

穴位中还有一些特定穴，例如：

原穴：原穴是脏腑元气输注经过和留止于十二经脉四肢部的12个穴位，与脏腑之元气有着密切的联系，《难经·六十六难》说："三焦者，元气之别使也，主通行三气，经历于五脏六腑。"三焦为元气之别使，三焦之气源于肾间动气，输布全身，调和内外，宣导上下，关系着脏腑气化功能，而原穴正是其所流注的部位。因此，原穴主要用于治疗相关脏腑的疾病，也可协助诊断。

络穴：络穴是十五络脉从经脉分出之处的15个穴位。十二经的络穴皆位于肘膝关节以下，任脉的络穴鸠尾位于腹部，督脉的络穴长强位于尾骶部，脾之大络大包位于胸肋部。络穴是络脉从本经别出的腧穴，可用于治疗所属络脉的病症。由于十二络脉具有加强表里两经联系的作用，因此，络穴又可治疗表里两经的病症，如肝经络穴蠡沟，既可治疗肝经病症，又可治疗胆经病症；同样，胆经络穴光明，既可治疗胆经病症，又可治疗肝经病症。络穴的作用主要是扩大了经脉的主治范围。

背腧穴：背腧穴是脏腑之气输注于背部的穴位，共12个，位于背部足太阳膀胱经的第一侧线上，大体依脏腑位置的高低而上下排列。

募穴：募穴是脏腑之气结聚于胸腹部的穴位，均位于胸腹部有关经脉上，其位置与其相关脏腑所处部位相近。由于背腧穴和募穴都是脏腑之气输注和汇聚的部位，在分布上大体与对应脏腑所在部位的上下排列相接近，因此，主要用于治疗相关脏腑的病变。

郄穴：郄穴是各经经气汇聚的部位，共16个，多分布在四肢肘膝关节以下。郄穴是治疗本经和相应脏腑病症的重要穴位，尤其在治疗急症方面有独特的疗效。如急性胃脘痛，取胃经郄穴梁丘；肺病咯血，取肺经郄穴孔最等。脏腑疾病也可在相应的郄穴上出现疼痛或压痛，因而，这一现象有助于疾病诊断。

井穴：五腧穴的一种，穴位均位于手指或足趾的末端处。全身十二经脉各有一个井穴，故又称"十二井穴"。

利用一定的方法对特定穴位进行刺激，可以调节脏腑功能、平衡阴阳、舒筋活血、通络止痛，激发人体自愈力，以达到养生治病的目的。另外，由于穴位养生花费少、操作简单、效果显著，又免去了来回跑医院的麻烦，非常适合普通大众在家自我养生祛病。因此，近些年来，穴位养生越来越受到现代人的欢迎。

不过，由于每个人的体质不一样，具体情况也不一样，穴位养生的效果也就不一样。我们在选择刺激穴位的方法时，可以先试一试，如果感觉好，就坚持下去；觉得不适合，就应及时换其他方法。尤其是对于危重病患者，应当及时送医治疗，在脱离危险、病情稳定之后，再辅以穴位养生的方法进行调养，千万不能耽误治疗时机。

⊙ 如何准确找穴位

　　穴位养生要想取得良好的效果，选穴、取穴是关键。选穴就是选择对症的特效穴，这需要了解穴位的基本功能。取穴是找准穴位的位置，很多人对此感到无所适从，实际上，虽然穴位遍布全身，但散而不乱，找起来也是有一些技巧的。有一些简单的方法，可以让我们通过手指、身体姿势等易于操作且定位准确的方法，帮我们快速找穴、取穴定位。

　　想要掌握穴位养生的方法，取穴是基本功，按摩、艾灸、刮痧、拔罐都需要我们先搞清楚穴位的正确位置，然后才能开始调理疾病。穴位找对了，各种穴位疗法才能发挥最大的效果。但很多刚开始接触穴位养生的人可能对如何取穴感到摸不着门道，实际上，取穴方法简单易学，即使没有进行过任何中医方面的学习，我们也可以按照下面介绍的方法，快速、准确地找到穴位。

　　简便取穴法：简便取穴法是一种简便易行的取穴定位方法。如立正姿势，手臂自然下垂，中指指端在下肢所触及处为风市穴；两手虎口自然平直交叉，一手示指压在另一手腕后高骨的上方，其示指尽端到达处为列缺穴。

手指同身寸定位法：以患者自己手指的宽度作为标准来对自己身体进行测量并取穴的方法。因为人的手指与身体其他部分有一定的比例，故临床上用患者的手指比量取穴。一般规定拇指的宽度为1寸；以患者中指中节桡侧两端纹头（拇指、示指、无名指、小指屈曲成环形）之间的距离作为1寸；示指、中指、无名指并拢，其横宽面为2寸；将示指、中指、无名指和小指一起并拢起来，其横宽面为3寸。

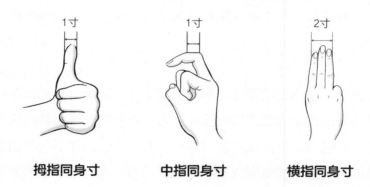

拇指同身寸　　　中指同身寸　　　横指同身寸

自然标志取穴法：根据人体自然标志而定位取穴的方法称"自然标志取穴法"。人体自然标志有两种，一种是不受人体活动影响而固定不移的标志；另一种是需要采取相应的动作姿势才会出现的标志，包括皮肤的皱纹、肌肉部的凹陷、肌腱的暴露处以及某些关节间隙等，这些标志称为"活动标志"。

通过体表标志寻找穴位：以人体体表的各种标志作为依据而取穴的方法。

1.头部以五官、眉毛和发际为标志，如在两眉之间取印堂穴。

2.背部以脊椎棘突和肋骨等为标志，如肋弓下缘水平相当于第2腰椎；第7颈椎和第1胸椎之间取大椎穴。

3.胸腹部以乳头、胸骨剑突和脐孔等为标志，如剑突与脐连线中点取中脘；两乳头之间是膻中穴。

4.四肢以关节、骨踝为标志，如阳陵泉穴在腓骨小头前下方等。

利用特殊姿势定位置：特殊姿势取穴定位是以被按摩者处于某种特殊姿势时所出现的标志作为取穴的依据。如解溪穴在足背屈时足背与小腿交界处的两筋之间；曲泉穴在屈膝时膝内侧的横纹端。

利用穴位反应取穴法：按压身体上的穴位时，一般都会有酸胀或疼痛的感觉。但如果找对了穴位，按压时即使会有酸胀或疼痛感，也会很舒服；如果穴位找错了，按压的时候就只会有疼痛感，并不会觉得舒服。

单阿姨暖心提醒

很多人在刺激穴位时反映，怎么总感到穴位处有异样的感觉？应该说，这就找对穴位了！穴位的主要功能是输注脏腑经络之气，沟通体表与脏腑的联系。因此，穴位也常常更加敏感。我们可以试着找穴位，如果用手指按压有酸胀麻疼或者感觉有个硬结，这很可能就是我们要找的穴位。

⊙ 穴位养生的四大方法，人人都能学会

穴位养生主要是以经络腧穴理论为指导，通过选择适当的疗法来刺激经络腧穴，以达到平衡阴阳、畅通气血、舒筋活络、消肿止痛以及调整脏腑功能的作用。

人体内的经络是全身气血运行的通道，联络脏腑、肢体、关节和体表，具有调控人体功能的作用。而我们体内的经络之气则输注于体表的穴位，这些穴位是我们治疗疾病的反应点和刺激点。只要我们找准穴位，并选择合适的穴位疗法，就可以把气和力有效地作用于穴位上，从而达到平衡阴阳、扶正祛邪、疏通经络、行气活血和治愈疾病的目的。

我们常用的穴位疗法有按摩、艾灸、刮痧和拔罐等，这些疗法操作起来都十分简单，不要求操作者有很高的专业水平，疗效也很好，能让人花很少的钱解决大大小小的身体不适。由于每种疗法都有自己不同的优势和特点，在对症治疗时，要选择适合自己的疗法。

相对而言，按摩疗法是最方便易行的方法，艾灸温补的效果最佳，刮痧在通络活血方面效果显著，拔罐在排出体内寒气和湿气方面为大众所称道。在借助这些传统疗法对穴位施以刺激时，可根据自己

的情况和病症特点进行选择，下面分别介绍这几种疗法。

按摩疗法

按摩通常是指医者用自己的双手作用于病患的体表、受伤的部位、不适的所在、特定的腧穴、疼痛的地方，具体运用推、拿、按、摩、揉、捏、点、拍等形式多样的手法，以达到疏通经络、调和气血、扶伤止痛、祛邪扶正、调和阴阳的效果。按摩后可感到肌肉放松、关节灵活，使人精神振奋、疲劳减轻，这对保证身体健康有重要的作用。

按摩的主要手法有推法、按摩法、滚法、拿法、指压法、拍击法。下面分别介绍。

推法：用指、掌、肘或拳背等部位，着力于人体的治疗部位，做单方向的直线移动。操作时指、掌或肘要紧贴体表，用力要稳，速度要缓慢而均匀。推法是非常常用的按摩手法，用指推称为指推法，用掌推称为掌推法，用肘推称为肘推法；用拳背推称为拳推法。

按摩法：用示指、中指、无名指三指指腹或手掌面附着于一定部位，做以腕关节为中心的环形有节奏的抚摩。肘关节自然屈曲，腕部放松，指掌自然伸直，动作要缓和而协调。

滚法：滚法操作时，肩臂放松，肘部微屈，手呈半握拳状，以小鱼际尺侧缘及第3～5掌指关节的背侧贴附于患处，通过腕关节的屈伸和前臂的旋转，做复合的连续往返运动（前臂旋后时屈腕并用力下压；前臂旋前时伸腕压力减轻）。滚动时手背部要紧贴体表，使产生的压力轻重交替，并持续不断地作用于治疗部位，不可跳动或拖拉摩擦。滚动幅度控制在120°左右，并注意动作的协调及节律。

拿法：将拇指与其余手指形成钳形，相对用力，以一紧一松的方式捏挤肌肉、韧带等软组织，操作时腕要放松，用指腹着力，用力要由轻至重再由重至轻，不可突然用力。

指压法：因用手指点压刺激经穴，与体针疗法颇为相似，故又称为指针疗法。指压法的取穴基本与针灸学相同，在治疗操作时，除以痛为腧的取穴方法外，还可以循经取穴。

艾灸疗法

灸法是用艾绒或药物为主要灸材，点燃后放置于腧穴进行烧灼和熏熨，借其温热刺激及药物作用温通气血，扶正祛邪，用以防治疾病的一种外治方法。实施灸法的原料很多，但大都以艾叶为主，因其气味芳香，辛温味苦，容易燃烧，火力温和。用作灸法原料的艾绒就是用干燥的艾叶除去杂质后捣碎成细软的绒状物，再贮藏备用。

艾灸可以很好地补充人体元阳，并有温经散寒、补元助阳、活血化瘀、祛邪扶正的功效。目前，被普通大众广泛掌握的方法有以下几种：

艾炷灸法：将一小撮艾绒捏成规格大小不同的圆锥形艾炷，每燃烧一个艾炷，称为一壮，可分为直接灸和间接灸两类，使用时，应根据艾灸方式及所治病症选择不同规格的艾炷。直接灸是指将大小适宜的艾炷直接放在皮肤上施灸的方法，又称为明灸、着肤灸、着肉灸，其中最常用的是麦粒灸，即用麦粒大的小艾炷直接在腧穴施灸，灸后不引起化脓。因其艾炷小、刺激强、时间短、收效快，仅有轻微灼伤或起疱，不留瘢痕，故目前在临床上应用较多。为防止艾炷滚落，灸前可在穴位附近涂抹一些凡士林，使之容易黏附，然后将麦粒大的艾炷放置于灸穴上，用线香或火柴点燃，任其自燃，或微微吹气助燃。若灸处皮肤呈黄褐色，可涂一点冰片油，以防止起泡。间接灸又称隔物灸、间隔灸，是在艾炷与皮肤之间衬垫某些药物而施灸的一种方法，有隔姜灸、隔蒜灸、隔盐灸、隔附子灸等。

艾条灸法：将艾条一端点燃，对准穴位或患处施灸，可分为悬起灸和实按灸两种。悬起灸是施灸时将艾条悬放在距离穴位一定高度上进行熏烤，不使艾条点燃端直接接触皮肤，分为温和灸、回旋灸、雀啄灸。实按灸是指施灸时，先在施灸部位垫上数层布或纸，然后将药物艾条的一端点燃，趁热按到施术的部位上，使热力透达深部，若艾火熄灭，再点再按；或者以布6～7层包裹艾火熨于穴位。若火熄灭，再点再按。

悬起灸的三种操作方法		
温和灸	**雀啄灸**	**回旋灸**
将艾条的一端点燃，对准穴位施灸，距离皮肤2～3厘米，以患者局部有温热感而无灼痛感为宜，一般每穴灸10~15分钟，以皮肤出现红晕为度	施灸时，艾条点燃的一端与施灸部位的皮肤并不固定在一定的距离，而是像鸟雀啄食一样，一上一下地施灸	施灸时，艾条点燃的一端与施灸部位的皮肤虽保持一定的距离，但不固定，而是向左右方向移动或反复地旋转施灸

　　温灸器灸法：温灸器是专门用于施灸的器具，用温灸器施灸的方法称为温灸器灸法。目前临床常用的温灸器有温灸架、温灸盒等。

　　初次进行艾灸的人一般都会问，艾灸多长时间合适？对于艾灸的时间问题，我认为应灵活掌握。艾灸是一个慢功夫，贵在坚持，刚开始治疗时最好每天施灸，十多天后可以根据自身的情况和效果来决

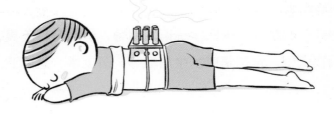

定是继续每天施灸，还是隔几日艾灸一次。至于取穴，可以多穴位同时进行，也可以单独灸一个穴位，但要保证每个穴位都灸得足、灸得透，这样才能有好的疗效。

而且，病有缓急，施治的方法也要随之调整。急性病与炎症的治疗，则需要增加单位时间内艾灸的次数。如一天艾灸1～2次，或者延长每次艾灸的时间。这都是依据自身的情况进行调整的。如果在大力度艾灸过后上火，可以在饮食方面加以调整，如多喝水、多吃蔬菜瓜果，也可以采用拔罐、刮痧等方式泻火。如果施灸后出现发热、口渴、上火、皮肤瘙痒等现象，这是正常的返病现象，继续艾灸这些症状就会消失。此时可以艾灸足三里引火下行，并注意多喝水。必要时停灸或隔天艾灸，很快这样的症状就会消失。艾灸后如果皮肤表面产生水疱，这通常是身体在向外排邪，不用过于担心。水疱较小的不用处理，待其自行恢复。如果水疱较大，可以用一次性针头刺破，涂甲紫（龙胆紫）防止感染，不可将疱皮剪除。更严重一些的，可以在创面贴敷含有薄荷的杀菌软膏。

刮痧疗法

刮痧疗法是指以中医学理论为指导，运用各种工具，如苎麻线团、铜钱瓷碗、瓷调羹或水牛角板等，蘸上水、芝麻油或具有一定治疗作用的润滑剂，在人体某一部位的皮肤上进行有规律的刮摩，使皮肤发红充血，出现一片片或一块块的青紫瘀斑或斑点（即所谓的出痧），从而达到防治疾病的一种方法。

一般来说，健康的人刮痧后不出痧；而亚健康的人、患病的人或有潜在病变的人刮痧后会出痧，且出痧的部位、颜色、形态与病位、病情的轻重、病程的长短有密切关系。通常急性病患者的痧象多为粟粒状，面积较大；而慢性病患者多伴有紫暗痧或见血疱。

适合普通家庭使用的刮痧疗法有以下几种：刮痧法，指采用刮痧板在体表的一定部位刮动的方法；揪痧法，是用示指、中指揪住穴位附近皮肤，将皮肤提至最高处时，两指同时夹起皮肤快速拧转，再松开，如此提放的方法；挤痧法，是用拇指、示指用力挤压皮肤；拍痧

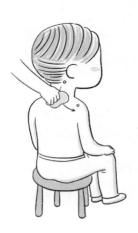

法，指用虚掌或刮痧板拍打施术部位。

进行刮痧疗法时，一般以右手掌握刮痧用具，灵活运用腕力、臂力施治，切忌使用蛮力。刮治时，硬质刮具(如水牛角刮痧板等)的钝缘最好与皮肤呈45°角，否则会将肌肉和皮肤推起，形成推、削之势而造成疼痛或损伤。刮拭的力度要根据病情的轻重、患者的体质及其承受能力来决定。正确的刮拭方法应当始终保持按压力，每次刮拭的速度要均匀，力度应保持平稳，不要忽轻忽重。

拔罐疗法

拔火罐是我国民间流传很久的治病方法，俗称"拔罐子"。拔火罐通过物理的刺激，促进血液循环，激发精气，调理气血，提高和调节人体免疫力，从而产生治疗作用。由于这种方法简便易行、效果明显，所以在民间历代沿袭，至今不衰。

目前常用的罐有竹筒火罐、陶瓷火罐、玻璃火罐、抽气罐等。在家拔罐时，要注意罐口一定要厚而光滑，以免罐口太薄伤及皮肉，底部最好宽大呈半圆形。

常用的拔罐疗法有以下几种：留罐法，是指罐拔在应拔部位后留置一段时间。这是历史最悠久、适用最广泛的一种拔罐法；闪罐法，是指将罐吸拔在应拔部位后随即取下，如此反复一拔一取的拔罐法；走罐法是用罐具吸拔住后，再反复推拉、移动罐具，以扩大施术面

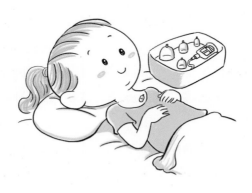

积；药罐法是指拔罐时或拔罐前后配合药物应用的一种拔罐方法；针罐法，是指拔罐与针刺配合应用的综合疗法。

在拔火罐前，应该先将罐洗净擦干，再让患者舒适地躺好或坐好，露出要拔罐的部位，然后点火入罐。罐口的部位，可涂以少许凡士林。点火时，将蘸有酒精的棉花用镊子或夹子夹住点燃后充当探子，用一只手持罐，另一只手拿已点着火的探子，迅速伸入罐内，将着火的探子在罐中晃上几晃（几秒）后迅速撤出，将罐口迅速按在要治疗的穴位上。注意不要把罐口边缘烧热以防烫伤。

一般来说，每个穴位最多拔20分钟就可将罐取下。若由于烫伤或留罐时间太长而使皮肤起水疱时，小的水疱可用消毒纱布敷上，防止擦破即可。水疱较大时，用消毒针将水放出，涂以甲紫（龙胆紫），或用消毒纱布包敷，以防感染。另外要注意，皮肤有变态反应、溃痰、水肿及大血管分布的部位，不宜拔罐。高热抽搐者，以及孕妇的腹部、腰骶部位，亦不宜拔罐。

起罐时不要强行扯罐，不要硬拉和转动。动作要领是一手将罐向一面倾斜，另一手按压罐口周围皮肤，使空气经缝隙进入罐内，罐子自然就会与皮肤脱开。

起罐后，拔罐部位通常会留下或深或浅的紫色罐斑，应用消毒纱布或干棉球轻轻拭去罐斑处的小水珠、润滑剂、血迹等。若拔罐部位有痒感，切不可搔抓，以免感染。罐斑处的紫红色可于几天内消失，不必顾虑。起罐后，应适当休息一下，以缓解疲乏的感觉。拔罐后，忌当风口，以防外邪侵袭。

单阿姨暖心提醒

按摩、刮痧和拔罐偏重于物理刺激，艾灸是热刺激和药物的透入刺激，但这些都是通过刺激穴位来治病、保健。一般情况下，任何疗法都不会立即见效，因此我们需要坚持下去，做几个疗程后效果自然会出来。另外，由于每个人体质不同，如果在刺激穴位时，发现所选的疗法不适合自己，记得要及时更换其他疗法。

第一章

想要健康，
得和"穴位"交朋友

早在两千多年以前，人们就知道人体体表有许多特殊的感应点。著名医典《黄帝内经》就指出"气穴所发，各有处名"，书中共记载了160个穴位。后经历代医学家不断地补充和完善，至今发现的穴位共有700多个。我们可以通过穴位发现体内的疾病，也可以借助穴位治疗疾病，并由此出现了很多针对穴位的传统疗法。

巧用穴位健脾胃，拉长你的生命线

> **养生特效穴**
>
> **足三里穴**：取坐位，将腿屈曲，在膝关节外侧可看到一块高出皮肤的小骨头，这是外膝眼，从外膝眼直下量四横指处就是足三里。宜采用按压手法，每天用拇指或中指按压两侧足三里穴各一次，每侧5~10分钟。
>
> **功效**：理脾胃、调气血、主消化、补虚损，可温中散寒、健运脾阳。

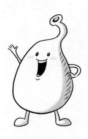

脾和胃是人体的主要消化器官，胃主受纳，我们平时吃的食物先进入胃，由胃进行初步消化，然后下送到脾。脾主运化，负责消化、吸收并输送营养物质到全身各处。它们分工合作，相互协调才能完成消化工作，因此我们常说脾胃是"后天之本"，脾胃好，则身体好；脾胃不好，则百病生，可见这两个器官有多么重要。如果脾胃运化能力减弱，人的气色就不好，精神萎靡、肌肉松弛、体质虚弱，给疾病以可乘之机。

然而，脾胃是娇脏，最不好养，也最容易受伤。人们平时的不良习惯，如饮食不节、过于疲劳、过食寒凉、运动量少等，都容易使脾胃受损，尤其是，很多年轻朋友夏天特别喜欢冰镇的食物和饮料，几乎天天不断，长期这样容易导致脾胃渐渐虚弱，降低运化功能。脾胃一旦虚弱，人就容易出现不思饮食、饭后腹胀、拉肚子、呃逆、胃寒凉等现象，严重的还可能引起身体其他部位不适。

有个女孩就在我博客里留言，说20多岁的时候不注意饮食，常常和好朋友一起喝冰啤、冰镇饮料，吃冰激凌，来"例假"的时候也不是特别注意忌食。一开始就是偶尔腹泻一次，觉得是正常反应没当回事。时间一长，就经常拉肚，还觉得胃部有寒凉感，喝热水或热汤后感觉会好一些，有时会吐几口酸水，来"例假"的时候还出现了宫寒腹痛的症状。去医院检查，大夫说是胃寒导致的，再不注意有可能引发更严重的疾病。女孩吃药之后倒是缓解了，但时常反复。

我建议她坚持经常按压足三里穴。足三里穴是胃经上的一个保健要穴，有理脾胃、调气血、主消化、补虚损的功效，可温中散寒、健运脾阳。每天可以用拇指或中指按压两侧足三里穴一次，每侧5~10分钟。同时我嘱咐她，按压时要使足三里处有酸胀、发热的感觉为好。由于小腿部皮肤较厚，按压力度可以适当大一些。但用力时不可以憋气，否则容易引起血压上升。这个穴位非常好找，我们采用坐姿，将腿屈曲，在膝关节外侧可看到一块高出皮肤的小骨头，这是外膝眼，从外膝眼直下量四横指处就是足三里。

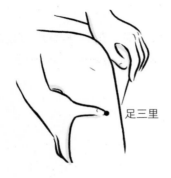

足三里

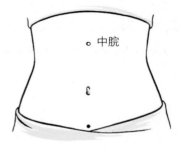

中脘

　　还有一些经常坐办公室的年轻人，吃完饭就趴着休息，平时又不爱运动，长此以往，就可能出现食欲不振、饭后容易腹胀的现象，这时对中脘穴进行艾灸是个不错的方法。中脘穴有消食导滞、和胃健脾、降逆利水的作用，对平时的腹胀、腹泻、嗳气等，都有很好的调治作用。在肚脐向上4寸的地方很容易就能找到中脘穴，可手持艾条，点燃后在中脘穴上2~3厘米处进行温和灸，以感到温热但无灼痛感为宜。轻者每次灸30分钟即可，重者可适当延长时间，但最好不要超过1小时。

> **单阿姨暖心提醒**
>
> 　　有个非常简单的方法可以调理脾胃，这就是揉腹法。早上起床前或晚上临睡前，排空小便，取仰卧位，双腿屈曲，先做几次深呼吸，放松全身，然后用左手心对着肚脐，右手叠放在左手背上，以肚脐为中心，稍用力做顺时针方向按揉。按摩的范围由小到大，再由大到小，连续按摩50次。再双手上下互换位置，逆时针方向按揉50次，按揉时用力宜柔和均匀。按摩结束后，可将发热的双手放在小腹部，使热量充分被身体利用。这个方法不适合在过饱或过饥的时候进行，有腹部疾病的人也不适合采用这个方法。

养心等于养命，绝对是至理名言

养生特效穴

内关穴：内关穴在腕横纹上2寸处，腕部的两条筋之间。用角刮法刮拭内关穴，每侧各3~5分钟，隔天刮拭一次。刮拭前可在穴位处涂抹适量润滑剂，如茶油、红花油等。刮拭完，还可以用刮痧板的一角对内关穴进行按压。

功效：宁心安神、缓急止痛。

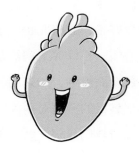

人人皆知心脏一旦停止跳动，人的生命也就走到了尽头。从中医的角度说，心是"君主之官"，它的主要作用有两个，一主血脉，二主神志。心主血脉的功能健全，血液才能正常运行，营养全身，保持正常的生命活动，相反就可能出现心悸、胸闷气短、心律不齐等异常症状。心主神志的功能，可表现在人的精神、意识、思维等方面。在平时生活中，我们常常看到有些人特别有精气神、头脑灵活、反应快，从健康方面来说，这就是心主神志的功能发挥了正常的作用。如果心脏功能不好影响到了神志活动，失眠多梦、反应迟钝、健忘等一些异常症状也就来了。

如果我们平时能很好地保养心脏，即使到了七八十岁，也可以使心脏保持年轻时的活力。然而实际情况是，工作压力大、吸烟、酗酒、饮食不节、久坐不动、睡眠不足、情绪不佳等，都会引起心脏的损耗。有的年轻人对烟酒不加节制，还常常熬夜，年纪轻轻，心脏却跟六七十岁的老人一样，稍稍一动就觉得胸闷、心悸。长期下去，心脏隐疾就会潜伏在人体中，一旦遇到不良诱因，就可能突发心脏疾病，随时都可能危及生命，因此心脏的保健绝对不容忽视。

内关穴是一个养心大穴，它是心包经的常用穴位，在腕横纹上2寸的地方，具有缓急止痛、宁心安神的功效，几乎所有与心脏有关的症状都可以用它来调理。我们可以用角刮法刮拭内关穴，两侧各3~5分钟，

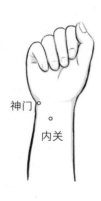

隔天刮拭一次。经常这么刮拭，你可能慢慢会发现自己心情变好了，心气儿也顺了，不知不觉中就把一些隐藏的心慌、心悸等毛病给刮没了。刮拭前可在穴位处涂抹适量润滑剂，如茶油、红花油等。刮拭完，还可以用刮痧板的一角对内关穴进行按压。有个简单的方法可以帮我们找到此穴，手掌朝上，当握拳或手掌微微上抬时，可以看到手掌中间有两条筋，内关穴就

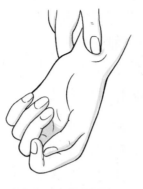

在内关穴附近涂抹红花油

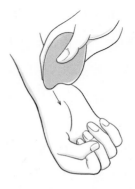

自上而下刮拭内关穴

在这两条筋之间。取穴时可将右手中间三指并拢，无名指放在左手腕横纹上，右手示指跟那两条筋交叉的地方就是内关穴。

除了内关穴，腕部还有一个养心大穴——神门，它就在腕横纹侧端的凹陷处，有补益心气、安定心神的功能。平时可采用按压、掐、揉等方法进行刺激，每按压10秒休息5秒，左右手各按压5分钟，一般在睡前按压神门穴效果最好。

经常按摩刺激心腧穴效果也不错。这个穴位有宁心安神、通调气血的作用，能帮助维护心脏的正常功能，防治心脑血管病。每次按摩3分钟左右，每天2~3次。

> **单阿姨暖心提醒**
>
> 　　五脏之气中，心气最重要，所以一定要养护好我们的心气。而心主夏，夏天适宜补心气，可适当服用人参。人参是补益心气的最好药物，它有不同的品种，夏天进补以性凉味甘的生晒参（即白参）为宜，5年参即可，剂量是每天5克。将人参切片或切段，先放入瓷碗中，加入大半碗清水，盖上盖子，放入加好冷水的锅内，用小火隔水蒸煮1小时左右，注意不要把水烧干，煮好倒出参汁，温服，早晚各一次。一般可以反复蒸煮3~5次，直至药汁极淡为止。但应注意寒凉体质的人不适宜饮用。

太冲是个出气筒，养护肝气就找它

养生特效穴

太冲穴：位于大脚趾和第二个脚趾间缝隙向上1.5厘米的凹陷处，如果按压此穴时有压痛感，说明肝可能有隐藏的疾病。如果没有压痛感，也不妨多按揉，以达到养护和疏泄肝气的作用。按压前，最好先用温水泡脚10~15分钟，再用左手拇指指腹揉按右脚太冲穴3分钟，之后换右手拇指指腹揉按左脚太冲穴，反复2~3次。可在饭后1小时之后进行，按压完可以喝少量的温水，以帮助代谢。

功效：疏肝理气、活血化瘀、行气止痛、消除怒气。

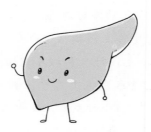

　　肝脏在人体内负责疏泄，疏通的是气机，宣泄的是郁气。肝气升发，气机调畅了，人才会气血充盛，精神焕发。我们都知道气大伤肝，情绪上的刺激容易造成肝气的宣泄失常，如果不能及时宣泄出去，就会导致气郁或气逆。

　　肝脏还有一个功能，就是藏血，被称为血海。当我们活动或情绪激动时，肝脏储藏的血液通过肝气的生发向外输布，供我们使用。当我们睡觉或情绪稳定时，对血液的需求量相对减少，部分血液又回到肝脏中储藏起来。如果肝血不足，人体血虚失养，就容易出现双眼干涩昏花、肢体麻木、屈伸不利的症状。对于女性朋友来说，肝的功能还有特殊的意义。因为女性每月的月经来潮，尤其需要血液的供养，如果肝血不足，会引起月经量少，甚至闭经。而前面说的肝气运行不畅，也会导致肝血的不流畅，血管容易堵塞，所以爱生气的人容易发生头痛、高血压，甚至中风等病症。

　　平时我们要特别注意肝脏的健康，除了要保持心气的平和外，我们可以多利用穴位对肝脏进行养护，防止肝病的发生。在这里，我给大家推荐一个养肝大穴——太冲穴。太冲穴位于大脚趾和第二个脚趾间缝隙向上1.5厘米的凹陷处，如果按压此穴时有压痛感，说明肝可能有隐藏的疾病。如果没有压痛感，也不妨多按揉，以达到养护和疏泄肝气的作用。按压前，最好先用温水泡脚10~15分钟，再用左手拇指指腹揉按右脚太冲穴3分钟，之后换右手拇指指腹揉按左脚太冲穴，反复2~3次。可在饭后1小时之后进行，按压完可以喝少量的温水，以帮助代谢。太冲穴有疏肝理气、活血化瘀、行气止痛的功效，人在生气时按压此穴，可以帮助疏泄，消除怒气。

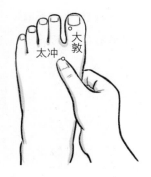

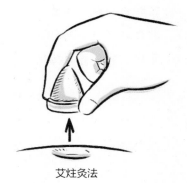

艾炷灸法

艾灸大敦穴也是一个不错的方法。大敦穴在大脚趾内侧的趾甲缝旁边，艾灸此穴可起到清肝明目、疏肝理气的功效。可先在大敦穴上涂抹适量跌打万花油，取艾炷放在大敦穴上点燃，当局部感到微微灼痛时立即将艾炷移开，再施第二炷，连灸3~5壮，每日1次。灸后在穴位处涂抹适量跌打万花油，以防烫伤。如果灸后局部起水疱，可以用消毒后的针尖刺破大的水疱，让液体流出就行了。

同时，在日常生活中，我们要杜绝一些不良习惯，避免加重肝脏负担。如戒烟限酒，因为烟酒会导致肝内毒素增加；保证睡眠，避免长时间用眼，因为久视伤血，会造成用眼过度，致使肝血不足；还要注意饮食有节，避免久坐，少吃肥甘厚味等。

单阿姨暖心提醒

肝脏是很重要的解毒器官，而不健康的饮食会加重肝脏排毒负担，诱发肝损害。我建议大家平时除了少喝酒外，还要注意少吃肥肉、腌菜、油条等食物，以免给肝脏带来不必要的负担。同时，可以吃一些养肝护肝的食物，如乌梅具有补肝敛肝的作用，有很好的和肝气、养肝血功能；木瓜可以有效增强肝脏的抗病能力；荔枝有强肝功效，可以起到滋补的作用；柠檬有很好的养肝健脾、防毒解毒功能。这四类水果可以适当多吃一些。

用好太渊穴，风邪不犯肺

> **养生特效穴**
>
> **太渊穴**：在腕横纹桡侧，桡动脉搏动处。用艾炷灸，每次1~3壮，5天一次。也可以将艾条点燃后放在太渊穴上，距离皮肤2~3厘米，进行熏灸，每次3~5分钟，三五天一次就行。艾灸时最好选择上午的时间。
>
> **功效**：补肺益气、止咳化痰。

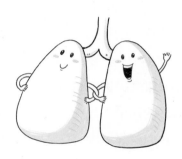

　　俗话说，人活一口气，没有了气，生命也就终结了。肺主气，掌管呼吸，通过肺部的呼吸，我们从自然界吸入清气，又把体内的浊气排出体外，保证了新陈代谢的顺利进行。没有了呼吸，新陈代谢停止，人的生命活动也就终结了。除了呼吸之气，肺还有调节全身经络之气的作用。如果肺气不足，则呼吸微弱，气短不能接续，语音低微。如果肺气壅塞，则呼吸急促、胸闷、咳嗽、喘息。如果影响到全身之气的运行，就会导致一身之气不足，这就是中医常说的气虚。气虚的人最大的特点就是不爱动，出现疲倦乏力、气短自汗、脉虚弱无力等表现。

　　每个人都应该重视肺部的保养。老年朋友自身免疫力下降，器官功能减弱，常会因为肺气不足而感到气短乏力，尤其要重视肺部健康。

抵抗力本身就较低的儿童，就更容易受到风邪的侵犯。尤其到秋季，由于感冒、咳嗽、肺炎等病症就医的儿童都非常多。男性往往有吸烟的习惯，很容易伤肺，需要及时排出体内毒素，保持肺部健康。而女性朋友养好肺部还有养颜的作用，因为肺可以宣发卫气，相当于在人体表层增加了一个保护罩，使人体免受冷、热、花粉的刺激，不容易因变态反应而产生皮肤问题。

实际上，由于肺部比较容易受到风邪的侵犯，气候、环境的变化都容易引发肺部疾病，每年因肺部疾病来咨询我的患者似乎也是最多的，因此，平时对肺部的养护要多加注意。

手腕部的太渊穴是中医养肺的必用穴位，在腕横纹桡侧，桡动脉搏动处，有补肺益气、止咳化痰的作用。用此穴保养肺部，可以选择上午的时间，用艾炷灸，每次1~3壮，5天一次。也可以将艾条点燃后放在太渊穴上，距离皮肤2~3厘米，进行熏灸，每次3~5分钟，三五天一次就行。艾灸具有温经通络的作用，对太渊穴施灸能帮助肺部通调经络之气，激发身体潜能，使我们更好地应对环境、气候的变化，防止肺部疾病的发生。平时也可以对太渊穴进行按揉，但注意要轻按，不能用力，因为太渊穴下就是动脉，按压力度过大容易导致手麻等不适。

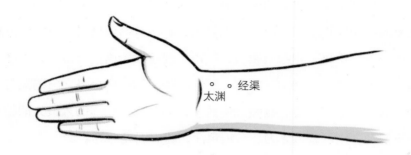

太渊穴旁边还有一个经渠穴，在拇指侧，位于腕横纹上两指的凹陷处。如果有气不太顺或气接不上来的现象，可以用示指腹按揉经渠穴4~5分钟，有降逆平喘的作用，可以使呼吸轻松顺畅。此穴是肺经经穴，每天坚持按揉，有宣肺理气、清肺降逆、疏风解表的功效。

单阿姨暖心提醒

秋季气候干燥，容易伤肺，使人感到口干鼻燥、咽痒咳嗽、声音嘶哑等，因此要特别注意饮食的调理。此时润肺防燥，用银耳和秋梨最好。银耳有润肺降火、生津止渴等功能，可以将银耳泡发后切碎，同大米一起煮粥食用。秋梨可生津润燥、清热化痰，适用于热咳或燥咳。梨隔水蒸，或煮着吃都行，但是梨性寒，不适合风寒引起的咳嗽，脾胃虚寒、腹泻的人也不能多吃。梨有多种，一般来说，入药用的主要是鸭梨和雪梨。此外，煮大米粥时，同时放入适量银耳和雪梨也是个不错的食疗方，可以清燥润肺，对干咳少痰、胸闷的症状有帮助。

肾有多好，人就有多年轻

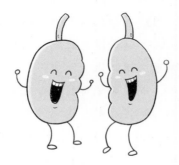

肾是人的先天之本，生命之根，因为肾主藏精，具有储藏人体精气的作用。精气是形成人体生命的物质基础，机体的生长、发育、繁殖等也都离不开肾中的精气。肾中精气的盛衰变化，使人呈现出生、长、壮、老的不同生理状态和阶段。人们常说肾有多好，人就有多年轻。肾脏和我们的骨骼、头发、牙齿、听力、气血、生殖功能密切相关。精气足，小儿正常发育，年轻人精力旺盛，老年人会更长寿；精气不足，小儿生长发育迟缓，成人容易出现生殖功能减退或早衰症状。所以，我们平时必须注重补肾养精，保持生命力。

很多人一听说补肾，以为补肾就是壮阳，这是不对的。因为肾中精气有阴阳之分，阴阳平衡才能维持机体的正常。阴阳平衡一旦遭到破坏，就会出现肾虚的症状。如果常觉得腰酸、畏寒、水肿，就是肾阳虚；如果出现了燥热、盗汗、头晕、耳鸣的症状，说明是肾阴虚。所以补肾也要辨证论治，千万不要乱补一气。

不过，有一个穴位可以实现阴阳通调的效果，这就是肾俞穴。不论是肾阳虚还是肾阴虚，只要是肾脏的问题，都离不开它。肾俞穴在腰背部，有两个，可用以穴找穴的方法：人体背部和肚脐眼正对的位置是命门穴，命门穴左、右旁开1.5寸（示指、中指并拢后的两横指宽），就是肾俞穴。用艾灸方法灸肾俞，能够振奋肾脏的元气，起到培元固本、益精补肾、强壮肾气的作用，还能促进人体造血和排毒。艾灸时，可以用单眼艾灸盒，一边一个进行温灸，每次30分钟。也可以用艾条直接灸，每侧每次10~15分钟，三五天一次即可。如果配合肾俞穴外侧的志室穴，效果会更好。艾灸的时间要把握好，两穴艾灸太过，会造成舌苔厚腻。

平时不艾灸时，可以在每天临睡前，将双手搓热，摩擦双肾俞穴，每次10~15分钟。每天散步时，双手握空拳，边走边击打双肾俞穴，每次击打30~50次，能增加肾脏血流量，改善肾功能。

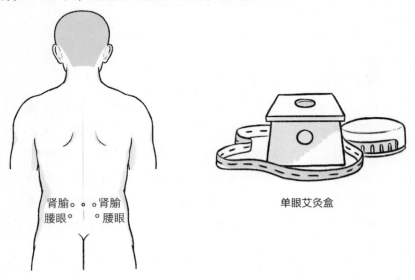

肾俞。。。肾俞
腰眼。　。腰眼

单眼艾灸盒

　　除此之外，对于肾阴虚的朋友，可以经常按摩涌泉穴和腰眼穴。涌泉穴在脚底，它直通肾经，能益精补肾、强身健体。腰眼穴在后腰部，用手掌搓腰眼穴，不仅能强壮腰脊，还有固精益肾、延年益寿的作用。按揉随时都能做，注意别过度用力，有酸胀感即可。

　　肾阳虚的朋友，可选用合谷、足三里、鱼际三穴配合。每天按揉合谷穴能很好地提高卫阳功能，足三里穴可以祛除体内邪气，鱼际穴对强壮肾气效果不错，三者配合使用，才能达到更好的功效。每天早饭前和晚饭前，按揉两侧合谷穴各3分钟，再按揉双侧鱼际穴、足三里穴，每穴各3分钟。

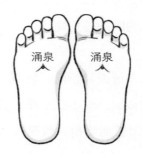

单阿姨暖心提醒

　　六味地黄丸是人们熟知的一种补肾药，人们一说补肾就会想到它。但药物的食用都有一定的禁忌，它是一味偏于补阴的药物，配方中以滋阴药为主，因此肾阳虚、脾阳虚的人群不适合吃。肾阴虚但脾胃功能不好的人也不适合吃，否则容易导致脾胃失和和消化功能减弱。另外，在食用六味地黄丸的同时，最好多吃新鲜蔬菜、水果等食物，忌吃辛辣刺激性食物。

气血足，精神旺，容颜美

养生特效穴

血海穴：位于大腿内侧，取穴时，坐下屈膝，可请家人用掌心盖住膝盖骨（一只手掌按左膝，另一只手掌按右膝），五指朝大腿方向，手掌自然张开，其拇指指端所按的位置就是血海穴。找准穴位后，可自己每天坚持按揉血海穴，每侧各3分钟。上午9点到11点是脾经当令的时段，经气最旺，人体阳气处于上升趋势，这时按揉效果更好。

功效：预防贫血、滋润皮肤，对生血、活血化瘀有特效。

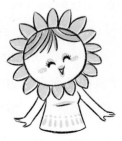

皮肤好，心情好！

气和血是构成人体并维持生命活动的两大基本物质，气血足，人才更有精气神，脸色更红润有光泽，身体也更加强健。而气虚容易造成身体虚弱、呼吸短促、四肢乏力，导致机体衰退，抵抗力下降。血液亏虚，会出现形体失养、头晕眼花、心悸多梦、女性经量减少等症状。气和血还相互依存，相互影响，中医说"气为血之帅，血为气之母"，对人体而言，两者一个都不能少，都需要根据实际情况进行调理。

　　虽然每个人都需要补气养血，但对女性朋友可能更为重要。女性要经历经期、孕期、生产、哺乳期，可以说一生都在失血耗血，相对男性来说，她们需要更多的血液滋养，所以《黄帝内经》中说女人以气血为本。气血不足对女性危害很大，不但月经受到影响，还容易引发女性疾病，甚至导致不孕。气血还影响着女性的容颜，气血不足使女性脸色苍白、皮肤干燥、肌肤松弛、加速衰老，气血养好了才能把美丽还给女性，这是多少化妆品都替代不了的。

　　气血与很多因素有关，其中跟五脏关系最大。心脏掌管着周身的血脉，肺脏主管一身之气，水谷通过脾胃化生成气血，肝脏藏血以备不时之需，肾主骨生髓，精髓可以化血。任何脏腑的健康都会对气血产生影响，所以要想气血充足，必先养好脏腑，同时，辅以穴位进行调补，可使气血运行更加顺畅。

　　我们腿部有一个重要的补血穴位——血海穴，它是脾经上的穴位，是血液集聚之处，对生血和活血化瘀有特效。取穴时，坐下屈膝，可请家人用掌心盖住膝盖骨（一只手掌按左膝，另一只掌按右膝），五指朝大腿方向，手掌自然张开，其拇指指端所按的位置就是血海穴。找到穴位后，可自行按摩。每天坚持按揉血海，每侧各3分钟。上午9点到11点之间是脾经当令的时段，经气最旺，人体阳气处于上升趋势，这时按

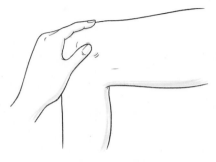

血海取穴方法

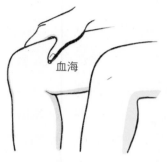

血海

按揉血海穴

揉更有助于疏通瘀阻的地方，帮助气血运行。常按此穴还有预防贫血、滋润皮肤的效果。

补气首选气海穴，该穴位具有很好的补益元气、强壮身体的功能，可治疗脏器衰弱、真气不足及一切因为气虚引发的症状。气海在肚脐眼正下方1.5寸，从肚脐往下量两指宽的地方。经常用艾条温灸20~30分钟，可以培元固本，起到防病保健的作用。

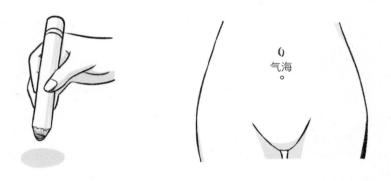

气海

单阿姨暖心提醒

因为气和血相互影响，所以很多女性往往是气血两虚，气血都需要调补。四物汤是一款补血养血的经典药方，主要是由当归、川芎、白芍、熟地四味药材熬成，主治气血不足，缓解心悸失眠、头晕目眩、面色不好和女性月经不调等。平时多喝一些排骨汤，熬汤时适当加点大枣、当归一起炖，能有效调养气血，非常适合气血亏虚、营养不良和贫血的女性朋友食用。再配合揉按穴位通调气血的运行，效果更好。

常按手部两大穴，肠道常清消化好

对症特效穴

商阳穴、合谷穴：商阳穴是大肠经的起始穴，在示指末节桡侧。如果想进行清肠保健，可以经常对此穴进行按揉，每次按揉时，左右两侧各3~5分钟。也可以用刮痧板分别刮拭示指，从指根部刮至指尖，重点刮拭商阳穴，以促进肠道蠕动。合谷穴是大肠经的原穴，位于虎口部。平时可以用一只手拇指指腹按住另一只手的合谷穴，轻轻揉动，以有酸胀感为宜，每侧1分钟即可。

功效：旺盛大肠经的气血，调节肠道功能，和胃降气、通腑泄热。

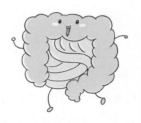

肠是人体主要的消化器官，也是人体最大的排毒器官，人体所需营养物质大部分是靠肠消化吸收的。肠健康，则人体营养吸收充分，毒素排出及时，皮肤呈现出的状态也会显得更加健康、年轻。但如果肠功能不健康，新陈代谢变得缓慢，无法很好地吸收营养、排出毒素，就容易出现便秘，腹泻，口臭，皮肤粗糙、晦暗等表现。汉代王充在《论衡》一书中写道："欲得长生，肠中常清。"就是讲究每日通行大便，或多通大便，以求健康长寿。晋代葛洪在《抱朴子》中指出："长生要清肠，不老须通便。"

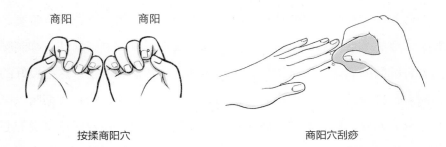

商阳　　　　商阳

按揉商阳穴　　　　　　　　　　商阳穴刮痧

　　除了老年人随着年龄增加，肠功能衰老、下降，容易出现肠功能减弱之外，还有几类人也必须特别关注自己的肠健康。一是久坐一族，如长期坐办公室的人，活动量相对较少，肠蠕动相对缓慢；二是酒桌一族，经常喝酒聚餐的人群，往往会摄入大量高热量食物和酒精，加重代谢负担，造成过多脂肪的堆积，引发肠问题；三是出差一族，经常出差的人总是需要面对地域、环境和饮食习惯方面的变化，肠需要一个适应过程，长期如此，肠就有可能出问题；四是开车一族，司机常常不能按时就餐，饮食结构也不合理，容易造成肠胃功能紊乱。这几类人群必须更加注重肠的养生保健，决不能掉以轻心。

　　在这里，给大家推荐两个手部大穴，这两个穴位对肠保健都有很好的作用。商阳穴是大肠经的起始穴，在示指末节桡侧，有旺盛大肠经的气血、调节消化道功能、加快人体新陈代谢的功效，对身体也有很好的强壮补益作用。平时可经常对此穴进行按揉，每次按揉时，左右两侧各3~5分钟。也可以用刮痧板分别刮拭两侧示指，从指根部刮至指尖，重点刮拭商阳穴，以促进肠蠕动。

　　合谷穴是大肠经的原穴，刺激此穴可调节肠胃功能，具有和胃降气、通腑泄热的功效，可治疗各种肠胃疾病，有效缓解因肠功能紊乱导致的食欲不振、痤疮和腹痛等。此穴位于虎口部，平时可以用一侧拇指指腹按住合谷穴，轻轻揉动，以有酸胀感为宜，每侧1分钟即可。

　　除了经常按摩，加强穴位养生外，还要改掉不好的生活习惯。饮食要做到荤素都吃，粗细搭配，别过多食用肉类，要经常吃些全谷类、薯类、豆类及瓜果蔬菜等富含膳食纤维的食物，以促进肠蠕动，抑制肠内有害细菌的活动。不暴饮暴食，不酗酒，注意饮食卫生，这些良好的习惯对保持肠的健康也很重要，否则必将导致肠疲劳，给有害细菌以可乘之机。此外，应经常参加体育锻炼，并持之以恒。还要保持愉悦的心情，因为不良情绪如过度紧张、焦虑、恼怒、忧愁等容易导致肠生理功能紊乱，引起肠内微生态环境失衡。

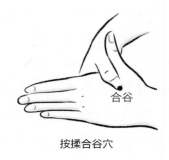

按揉合谷穴

单阿姨暖心提醒

　　清晨起床后，空腹喝一杯温开水，可以促进肠蠕动，长年坚持对身体大有好处。这里再给大家推荐几种排毒食物：糙米，含有丰富的蛋白质和纤维素，能促进新陈代谢，帮助消化和清理肠道，预防便秘和肠癌；酸奶，有助于调理肠道内的细菌平衡，刺激肠胃蠕动，减少肠胃疾病发生；菠菜，可以清理肠道内的热毒，防止便秘，使人容光焕发；苹果，含有果胶等物质，可将肠道中的毒素降至最低，促进肠道排毒，所含的可溶性纤维素有助于增加宿便的排出能力。

小病小痛，别老吃药

第二章

小病小痛，
别老吃药

当身体出现小病小痛时，大多数人都会去医院看病拿药甚至输液，然而是药三分毒，尤其是抗生素类药物的滥用对身体危害很大。实际上，常见的小病症完全可以自己动手解决，只要找到对症的特效穴，施以恰当的治疗手段，就能手到病除，有时甚至比吃药的效果还好。

风寒头痛祛寒邪，隔姜温灸四神聪

> **对症特效穴**
>
> **四神聪穴：** 四神聪穴共有4个穴位，在头顶百会穴前后左右各旁开1寸处，每次以米粒大小的艾炷灸3~5壮，采用隔姜灸。
>
> **功效：** 镇静安神，醒脑开窍。

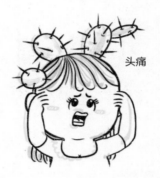

头痛

头痛是一个最常见的症状，病因有外感、内伤之分。外感头痛，多由感受外来之邪如风寒、风热、湿邪所引起，其中又以风寒头痛最为常见；内伤头痛以肝、脾、肾三脏病变为多，需要及时到医院诊断，找到病源，然后再进行有针对性的治疗。

这里，主要介绍一下最常见的风寒头痛。风寒头痛是由于寒邪入侵导致头部血管收缩、血流缓慢而引发。如果没有得到及时治疗，寒邪长期郁积体内，可能时常引发头痛症状。

针对这类头痛症状，有一个非常对症的穴位疗法——艾灸四神聪。四神聪穴具有镇静安神、清头明目、醒脑开窍的作用，是治疗头痛的要穴。四神聪穴共有4个穴位，在头顶百会穴前后左右各旁开1寸处，如果此部位轻轻一按就疼，就基本能确定是寒邪郁积引发的头痛。建议隔姜灸四神聪穴，每次以米粒大小的艾炷灸3~5壮，帮助加速头部气血流动，扩张血管，将寒邪祛除体外，从而治愈寒邪性头痛。

有一位二十多岁的姑娘，患头痛有三四年了。刚开始出现头痛症状的时候，疼一会儿就好了，但后来每次头痛的时间都在延长，且头痛之后就会出现类似感冒的症状，吃过感冒药慢慢就不痛了。这种就属于典型的风寒导致的头痛。她在我的博客提出咨询，我建议她用隔姜灸四神

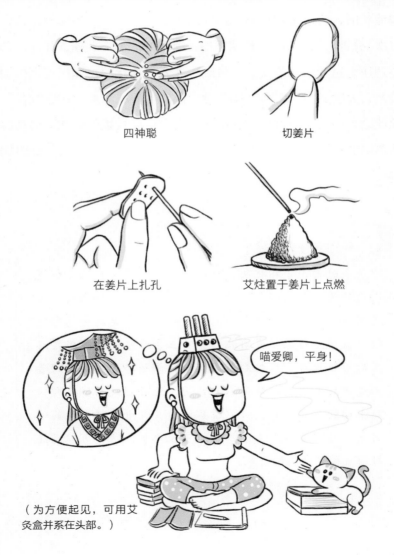

四神聪　　　　　　　　　切姜片

在姜片上扎孔　　　　艾炷置于姜片上点燃

喵爱卿，平身！

（为方便起见，可用艾
灸盒并系在头部。）

聪的方法。这个效果很好，却不方便女性患者操作，于是我让她用多眼艾灸盒系在头顶进行熏灸。她坚持了几天，头痛症状就有所缓解，后来又巩固了几天，头痛症状就消失了。

在艾灸四神聪穴的同时，还可以配合太冲穴进行温和灸，每次每侧30分钟。太冲穴有解痉止痛、醒脑开窍的作用，配合使用效果更佳。

手部的合谷穴对治疗头痛也有很好的效果。平时在出现不明原因的头痛症状时，可以采用按摩此两穴的手法来缓解。可用拇指按揉合谷穴，每次3分钟，每日3次，长期坚持，有很好的治疗头痛的作用。如果是因心理压力过大引起的头痛、失眠、头晕等症状，可以用拇指指腹按压内关穴，力度适中，每次3～5分钟，以感到酸胀为度，每日2次。

除此之外，根据自身情况也可选用在穴位处拔罐的方法，对祛除风寒也有不错的治疗效果。可以在大椎、太阳、风池等穴拔罐，每次10分钟左右。

单阿姨暖心提醒

平时常用手指梳头，可以有效改善头痛，这在中医上被称为"拿五经"。通过"拿五经"的手法梳头，先是用五指分别点按头部中间的督脉，然后是两旁的膀胱经，最后是胆经，左右相加，共五条经脉。每天早晨起床后对镜操作，可起到疏通经络、调节神经功能、改善血液循环、促进新陈代谢的作用，还可以使头脑清醒。晚上临睡时梳一梳，可以缓解情绪、促进睡眠。在其他时间也可以随时拿五经，时间可长可短，这样可以迅速缓解疲劳，使头脑清醒。

一个大椎穴，让感冒"别上门"

养生特效穴

大椎穴：大椎穴在颈部后正中一块隆起的硬骨（第七颈椎棘突）下缘的凹陷处。风寒感冒可以用隔姜灸大椎的方法。先切块老姜片，并用牙签在上面扎几个孔，再将艾炷点燃，放在姜片上。艾灸时以俯卧姿势，在大椎处灸大约半小时，每次3～5壮，每周3～5次。也可以在淋浴时调高水温，用热水柱冲大椎5～8分钟。风热感冒可以在大椎处拔罐。用大小适中的真空罐，在此拔10～15分钟，只要不起水疱，拔15分钟再取罐也可以，隔几天拔一次就行。

功效：通阳解表、活血通络、清热解毒、疏风散寒。

　　每个人对感冒都不陌生。从中医的角度来看，感冒大多是由于人体肌表的防卫能力弱，不能抵抗外邪侵袭而发病。但很多人吃了药不但不能缓解病情，有时候甚至会加重病情，这是为什么呢？其实，感冒分两种，一种是风寒感冒，另一种是风热感冒。每个人体质不同，季节气候变化不同，或者所感病邪不同，感冒的种类就有所不同，治疗方法也必然不同。

　　风寒感冒大多是由于吹风受凉、寒邪耗损体内阳气引起的，这时候人会出现怕冷、打喷嚏、鼻塞、流清鼻涕、颈部发紧、轻微发热、无汗等现象，治疗原则就是要温阳散寒。而风热感冒大多是由于风热之邪侵袭肺卫，导致卫表不和，肺失清肃。风热感冒多发生于春夏，春天户外不注意防风或夏天室内外温差太大，都容易导致外邪侵体，让感冒"找上门来"，出现怕热、咳嗽、流黄鼻涕、痰黏、咽喉肿痛、高热、有汗等症状，治疗原则是清热解表。

通常很多人都认为感冒只是小病，不用治也会自行痊愈，可有些时候，感冒会诱发其他可怕的疾病，如果感冒长时间不好，那就需要特别注意了，它可能会发展为中耳炎、呼吸道感染、鼻窦炎，甚至心肌炎、急性肾炎、风湿热等疾病。

有个年轻小伙子在我博客里留言，说他妈妈年轻时每次感冒都不吃药，觉得自己年轻抵抗力好，感冒这种小病扛一下就过去了。现在他妈妈不到50岁，有一次又得了病毒性感冒，她还是坚持不吃药，加上那段时间没有休息好，本来平时只用几天就好转的感冒，延续了十多天都不见轻。突然有一天他妈妈觉得胸口发闷，心跳加快，到医院一检查，医生说是病毒性心肌炎。幸亏治疗及时，否则后果不敢想象。因为病毒性心肌炎发病急、病情变化快、病程短，如果抢救不及时，容易有生命危险。这之后，一旦感冒，他妈妈再也不敢掉以轻心了。后来她听说按摩穴位也能治疗感冒，就到处打听一些穴位治病的疗法。小伙子知道后，也经常上网了解一些，就这样看到了我的博客，咨询我有没有特效穴。

我向他推荐大椎穴，无论风寒感冒还是风热感冒，都可以用它来治疗。大椎是督脉之穴，督脉具有统率和督促全身阳经的作用，有"阳脉之海"之称，而手足三阳经都汇聚到督脉的大椎上，因此大椎又称为"阳中之阳"，平日里适当刺激大椎，就可以振奋阳气，有效治疗感冒。

大椎穴怎么找呢？我们在颈部后正中一块隆起的硬骨（第七颈椎棘突）下缘处，可以摸到一个凹陷，按压会有酸胀感，这就是大椎穴。

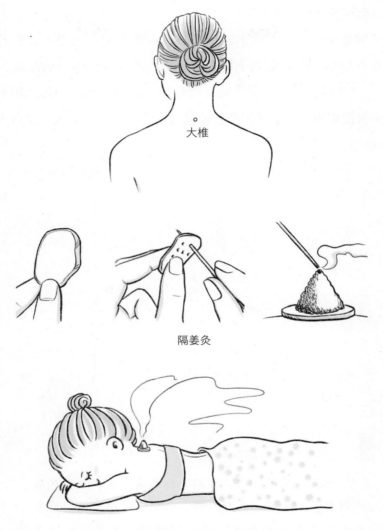

隔姜灸

大椎穴用隔姜灸，每次3～5壮，每周3～5次。

　　如果是风寒感冒，就可以用温热大椎的方法来温阳散寒。隔姜灸大椎效果最好，我们先切块老姜片，并用牙签在上面扎几个孔，再将艾炷点燃，放在姜片上。艾灸时以俯卧姿势，在大椎处灸大约半小时，每次3～5壮，每周3～5次。也可以在淋浴时调高水温，用热水柱冲大椎穴部位5～8分钟。洗完澡后，你会发现自己全身发热，颈部不紧了，鼻子也通了，就连喷嚏也很少打了。

如果是风热感冒，就不能用温热大椎的方法来治疗了，我们可以在大椎穴拔罐，来达到清热解表的目的。用大小适中的真空罐，在此拔10～15分钟，只要不起水疱，拔至15分钟也可以，隔几天拔一次就行。平时没事也可以用示指指腹按揉大椎，力度不要太大，觉得大椎有酸胀感就好。

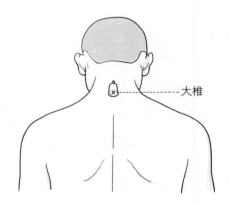

大椎

单阿姨暖心提醒

感冒虽然不是什么大病，但也需要我们及早预防。平时要养生良好的生活习惯，如适当运动、饮食有节、睡眠充足、注意保暖、远离烟酒等。尤其现在很多年轻人不喜欢运动，作息也不规律，喜辛辣食物，因此动不动就感冒。如果你也有这些不良习惯，一定要及时改掉，注意增强身体抵抗力。只有自身免疫力强了，才能远离感冒。

便秘顽固不可怕，长强穴能赶走它

养生特效穴

　　长强穴：长强穴在尾骨尖端下，尾骨尖端与肛门连线的中点处。可请家人帮忙推揉此穴，将双手搓热，两手交替，顺着腰椎尾骨自上而下推揉长强穴。每天一次，每次推揉10～15分钟，每分钟15～30下，以使长强穴处有酸胀、发热的感觉即可。便秘严重者，可适当延长推揉时间。

　　功效：解痉止痛、调畅通淋、调肠腑。

嗯！

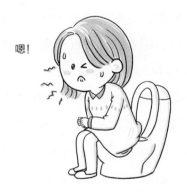

　　现在人们工作压力大，吃东西也比较杂，这无疑给我们的肠胃增加了很多负担，因此越来越多的人发生便秘。便秘最常见的症状就是排便次数明显减少，每2～3天或更长时间才一次，排便也无规律，便质还很干硬。便秘大多是由于肠内燥热内结、气机郁滞、津液不足和脾肾虚寒造成的。老年人便秘则主要是因为体质衰弱、气血两虚、脾胃内伤、饮水量少、化源不足，使得肠道干燥，致使大便秘结不通。

便秘让人痛苦的同时，还损害身体健康。它不但会使体内的垃圾和毒素越积越多，不能及时排出，还会增加人们患直肠癌的概率。有很多便秘患者经常靠药物来促进排便，早期用药时，确实是可以不费劲解下来，可是用不了多久，便秘又开始反复。再用药时，效果不但不明显，便秘的毛病还会越来越严重，最终导致肠道功能越来越差。

我们可以经常刺激长强穴来改善便秘问题，此穴是治疗便秘的特效穴，有解痉止痛、调畅通淋、调肠腑的功效，经常按摩可以增进直肠的收缩，促进大便排出，从而有效治疗便秘。

找这个穴位时，我们可以趴在床上，将双脚稍稍分开，同时翘起臀部，在尾骨端与肛门连线的中点处，就是要找的长强穴。每天按摩长强穴一次，在早晨起床后，空腹状态下按摩，效果会更好。按摩前，先喝一杯淡盐水，使肠内有充足的水分，这样有利于软化粪便。由于穴位的特殊位置，不方便自己按摩，这时可请家人帮忙。嘱咐实施按摩的家人应将双手搓热，两手交替，顺着你的腰椎尾骨自上而下推揉长强穴。记住是用推揉的手法，这样有助于肠蠕动，每次推揉10～15分钟，每分钟15～30下。由于长强穴处皮肤比较薄，在按揉时力度可以稍小些，以使长强穴处有酸胀、发热的感觉为好。当感觉到有便意时，可以先用适量的开塞露来润滑直肠部位，以使排便变得更顺畅。如果便秘较严重，可以延长按摩时间。经常刺激长强穴，你会发现，腹部没有以前那么胀了，肠蠕动也快了，有时刚刚按摩完长强穴，马上就会有想要排便的感觉。

腰奇穴也是治疗便秘的特效穴，它属于经外奇穴，位于骶部尾骨端直上2寸、骶角之间的凹陷处，比长强穴稍微靠上一点，具有理气通便、调经止痛的功效。每天可以按揉腰奇穴一次，每次5～8分钟，按揉时可以稍用力。

此外，再给大家推荐一个缓解便秘的小动作——敲打带脉。带脉在侧腹部，章门下1.8寸，当第十一肋骨游离端下方垂线与脐水平线的交点上。每晚睡觉前躺在床上，手握空拳，轻轻捶打腰部两侧，每次300下。敲打时用力应适度，以身体能承受为宜。

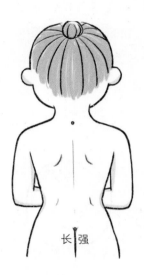

长强

> **单阿姨暖心提醒**
>
> 　　便秘是一种顽固性疾病，最好以预防为主。平时要养成良好的生活习惯，不熬夜、多喝水，多吃蔬菜和水果，多摄入高纤维食物，适当吃些脂肪类食品，尽量少吃辛辣和油炸食物。此外，还要坚持按摩长强穴，不要隔几天才做一次，这样达不到治疗便秘的效果。

按摩耳门有奇效，耳朵不再嗡嗡叫

养生特效穴

耳门穴：耳门穴在头部的侧面，耳朵前方，下颌骨髁突后缘，微张口的凹陷处。每天用示指指腹在耳门穴处以一紧一松的方式进行按压，两侧耳门穴同时进行，每次按压3~5分钟。

功效：降浊升清、泄热活络、开窍聪耳。

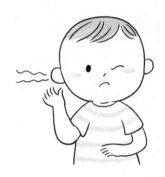

很多人可能都有过这样的经历，有时耳朵会莫名其妙地听到嗡嗡声、铃声、轰鸣声等奇怪的声音，可事实上外界根本没有发出这些声音，这就是耳鸣。我们说肾开窍于耳，如果出现耳鸣的症状，那有可能是因为肾功能减弱，或出现了某些异常情况引起的。这样看来，耳鸣好像跟年轻朋友关系不大，因为人上了年纪才容易出现肾功能减弱，可实际情况却不是这样。

导致耳鸣的原因有很多，并不是只有肾功能减弱才会引发。除了耳部疾病，如外耳道炎、中耳炎、鼓膜穿孔、耳硬化症、听神经瘤等可能导致耳鸣外，像脑供血缺乏、高血压、糖尿病、自主神经紊乱等疾病也可能引发耳鸣，所以一旦出现经常性的耳鸣现象，一定不能忽视，要及时检查，排除疾病诱因。除此之外，年轻人平时工作压力大、睡眠不足、饮食不节、抽烟喝酒，再加上有时长时间待在高噪声环境里、情绪过于紧张、熬夜、运动过度或长时间戴耳机等，这些不良习惯都容易伤肾，并导致耳鸣。

耳鸣反复出现，其危害很大，它不但会使人心情烦躁，有时候还可能影响睡眠，严重时还会影响人的听力，导致耳聋。如果是城市白领或学生出现耳鸣，还常常听不清楚领导、老师的讲话，导致工作和学习效率下降，影响正常的生活和工作。

有个男孩就在我博客里留言，说平时经常熬夜，生活不规律。有一段时间，他得了感冒，耳朵总是嗡嗡响，十分恼人。一开始他并没有当回事儿，觉得反正耳鸣一会儿后会自行消失，不是什么大毛病。但后来感冒好后，他的听力明显下降，旁边人跟他说话，都要提高嗓门，他这才感到害怕，开始担心自己会不会失聪。于是他到附近医院做检查，医生检查了半天，结果没有查出任何器质性疾病，便给他开了一些消炎药和败火药让他先试试看。男孩吃了药倒是好了不少，但耳鸣还是会反复出现。

我建议他按摩耳门穴，这是改善耳鸣的一个特效穴。它在手少阳三焦经上，具有降浊升清、泄热活络、开窍聪耳的功效，几乎所有与耳朵有关的症状都可以通过它来改善。找耳门穴时，我们将头部微侧，张开嘴巴，在头部外侧耳前部，耳珠上方稍前处可以摸到一个明显的凹陷处，这个凹陷处就是耳门穴。可以用示指指腹在耳门穴处以一紧一松的方式进行按压，每天一次。两侧耳门穴可以同时进行，每次按压3～5分钟，每分钟30～40次。由于耳部汇集了人体多条经络及脏腑之气，在按压耳门穴时，力度应该尽量小些，以免用力过大导致血压升高，出现头晕眼花等不适症状。但力度也不可过小，否则达不到按摩效果。在按压时，以使耳门穴处有酸胀的感觉即可。耳鸣发作时，及时按压这个穴位，有助于快速缓解症状。

耳门穴旁边还有一个改善耳鸣的经验穴——听会穴。此穴在耳朵眼正前方的凹陷处，具有清降寒浊的功效。每天可以用两手示指指腹按揉两侧听会穴，每天一次，每次2～3分钟。

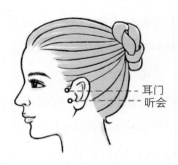

耳门
听会

单阿姨暖心提醒

耳鸣的产生常常与工作压力、睡眠和情绪有关。预防耳鸣最好从生活细节做起，如工作压力大时，要学会和朋友出去放松一下，找一些可以令自己开心的事情来做。每天睡前，可以用热水泡脚，这样不但有助于改善睡眠、舒缓情绪，还有利于养肾。同时不要长时间戴耳机、听音量很大的音乐，也不要在声音嘈杂的场所停留太久，这些不良习惯都会对听觉系统造成不良影响。

消除牙疼不是梦，按摩合谷可镇痛

养生特效穴

合谷穴：合谷穴在第一、二掌骨之间，第二掌骨桡侧之中点处。可每周在合谷穴处拔罐2~3次，每次10~15分钟，最好选择罐口直径为1.5~2.0厘米的真空罐。不拔罐时，每天可以用拇指指尖掐压合谷穴两次，早晚各一次，两侧交替进行。每次掐压3~5分钟，每分钟50~70下。在掐压合谷穴时，力度应由轻到重，以产生胀痛感为宜。

功效：镇静止痛、通经活经、清热解表。

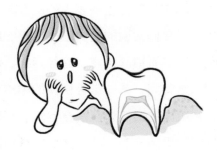

牙疼是一种常见的口腔病症，主要诱发疾病有龋齿、牙髓炎、根尖周炎、牙外伤等，其中因为龋齿导致的牙疼最为常见。有时候龋齿并不一定会引发牙疼，但一遇到寒凉饮食的刺激，或是由于平日里的不良习惯，如熬夜、饮食辛辣、压力大、吃太多油腻食品或甜食、吸烟喝酒等，再加上不正确或不认真的刷牙习惯，都容易导致上火，这时便容易引发牙疼。上火严重时，不只是牙龈肿痛，还可能引起头疼脑热，疼得严重时甚至半边脸都肿起来了，连张嘴都感到困难，这真是应了那句老话："牙疼不是病，疼起来要人命。"

牙疼可能造成内分泌紊乱，降低自身免疫力，而且，牙疼时吃饭由于无法充分咀嚼，所以还会增加胃肠负担。牙疼时间太久，甚至会引起头部疼痛，影响正常的生活和工作。

曾有位先生在南方出差，因一直吃辛辣食物，加上牙齿本身也有问题，他半夜突然感到牙疼，临时吃了止痛片，牙疼当时倒是缓解了不少，可到了第二天早上，又开始疼起来了。那几天正是他们与其他公司谈合作最关键的时候，结果他因为剧烈的牙疼，在几个重要场合上表现出不爱说话、表情严肃的样子，给合作方留下了不友好的形象。虽然此次合作并未因此受到影响，但他心里总是觉得别扭，感觉因自身原因影响了公司友好热情的形象。而且自从出差回来后，他的牙就经常疼，原来他本身就患有龋齿，一直没有治疗，这次回来后稍微一上火就牙疼，让他很是烦恼。

牙疼虽然看起来是小病，可还是需要人们重视起来。牙疼时，我们可以刺激合谷穴，也就是我们常说的虎口部，它是缓解牙疼的特效穴。此穴在手阳明大肠经上，具有镇静止痛、通经活络、清热解表的功效。合谷穴在手背第一、二掌骨间，第二掌骨桡侧的中点处，取穴的时候，将拇指、示指合拢，在肌肉的最高处就是合谷穴。可以在这个穴位处拔罐。由于这个穴位周围的肌肉不多，我们在选择罐口时，可以使用罐口直径较小（1.5～2.0厘米）的真空罐。每周在这个穴位处拔罐2～3次，每次10～15分钟，牙疼时可以用这个方法快速有效止疼。在起罐后，尽量不要移动手，以免罐体掉落下来。拔完罐后，合谷穴处的皮肤可能

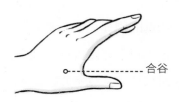

合谷

出现瘙痒、红肿，这都属于正常现象。这时候千万不要用指甲去抓挠，以免挠破皮肤造成感染。

在不拔罐时，经常按摩这个穴位对缓解牙疼也能起到不错的效果。每天用拇指指尖掐压合谷穴两次，早晚各一次，两侧交替进行。每次掐压3～5分钟，每分钟50～70下。在掐压合谷穴时，力度可以由轻到重。需要注意的是，如果孕妇有牙疼的毛病，是不可以按揉合谷穴的。

牙疼不止时，在嘴巴里进行艾灸也是个不错的方法。在选用艾条时，最好选择无烟的温灸条，选直径4毫米、长10厘米的规格。艾灸的时候尽量把嘴巴张大，露出牙龈，把艾条塞到嘴巴里，深吸一口气，让艾条在口腔内停留。每天熏灸1～2次，每次10～20分钟。牙疼严重的朋友，也可以延长艾灸时间。这是利用了中医哪里疼痛治哪里的方法。因为口腔内的疼痛部位无法采用其他中医疗法，所以正好利用了艾灸行气通络、温经止痛的功效。

单阿姨暖心提醒

牙疼的患者除了用刺激合谷穴的方法止疼外，在平常生活中也应养成良好的习惯，做到生活规律，保证足够的睡眠，避免劳累过度。每天认真刷牙后，可以叩齿50次，使牙齿坚固。同时不要吃油炸、辛辣食物，避免把牙齿当作工具用来开瓶盖、咬断绳等。定期洗牙，积极配合医生治疗。牙疼或牙齿有变态反应（过敏）时，要尽快看医生，及时将牙病去除。

艾灸肩贞穴，治疗肩周炎

养生特效穴

肩贞穴：肩贞穴在肩关节后下方，臂内收时，腋后纹头上1寸。采用直接灸的方法，灸之前在皮肤上涂抹适一层凡士林，然后取米粒大小艾绒在肩贞穴处直接点燃，每周2次，每次3~6壮，同时配合肩关节活动。每天用拇指按压肩贞穴一次，先顺时针方向按揉2~4分钟，再逆时针方向按揉2~4分钟，每分钟40~60下，力度应由轻到重，按压以出现酸胀、发热的感觉为好。

功效：通经活络。

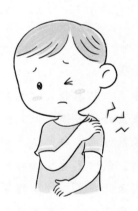

　　肩周炎常在劳累或肩膀受凉后出现，这主要是由于肩关节受累或受凉时，外界的风、寒、湿三邪就比较容易侵入肩部，瘀阻经络，引起疼痛，因此我们常说"不通则痛"。造成"不通"的原因主要跟我们日常生活中的不良习惯有关系，如夏天在空调底下猛吹冷气、天气转凉后也不注意盖被子、冬天因"爱美"不注意保暖、长时间埋头工作或打游

戏、劳累过度、运动过量，这些都容易使肩关节受寒或造成肩周肌肉劳损，最终引发肩周炎。肩周炎一旦发作，患者往往因疼痛难忍而不愿意活动肩关节，这样只会使病情愈加严重，影响正常的生活和工作。

有个中年女性曾在我博客里留言，说受肩周炎困扰多年，每次犯病时，她肩膀就疼得特别厉害，有时半夜都会疼醒。白天肩膀活动也不利索，那些在别人眼里最简单的动作，比如梳头、洗脸、穿衣、叉腰等，她做起来就非常困难。疼痛难忍时，她就贴个膏药或者吃片止痛药，可这些都只能解一时之痛，等药效过去，肩膀依然会疼。最后她说她家里最近新添了个小外孙，她时常想抱抱孩子，可苦于肩周炎不敢多抱，就询问有没有办法帮她解决问题。

我给她推荐了通过刺激肩贞穴进行调理的方法，肩贞穴对治疗肩周炎有非常明显的效果，它具有通经活络的功效，使气血分散于肩部各个部位，因此几乎所有与肩膀有关的疾病，都可以通过刺激此穴来调理。肩贞穴在肩背部，取穴时先放松肩部肌肉，再将上臂内收，在腋后纹头上一拇指宽处就是肩贞穴。此穴可按摩，也可以艾灸，对于肩周炎来说，艾灸效果更好一些。因为用艾灸法刺激肩贞穴时，艾灸产生的热可以直接渗透到病灶部位，将肩关节处的风、寒、湿三种邪气逼出体外。

对于肩贞穴，我们可以采用直接灸的方法，取米粒大小艾绒在此穴直接点燃，每次3~6壮，每周2次。放置艾绒前，先在皮肤上涂抹一层凡士林。艾灸时，若有温热或轻微灼痛感，即用镊子将未燃尽的艾绒移去，再施第二壮；也可待其燃烧将尽，有清脆之爆炸声时，将艾绒余烬清除，再施第二壮。若需减轻灸穴处的疼痛，可在该穴周围轻轻拍打，以减轻痛感。若灸处皮肤呈黄褐色，可涂一点冰片油，以防止起疱。本法灼痛时间短，约20秒，一般以不烫伤皮肤或不起疱为准。即使起疱，亦可在2~3日内结痂脱落，不遗瘢痕。

在艾灸之后，要逐渐锻炼肩部，如动肩、抬臂、用手够背、双手上举等动作。记住，肩关节即使再疼痛，也要忍痛加强肩部活动，这样才能达到治愈目的。

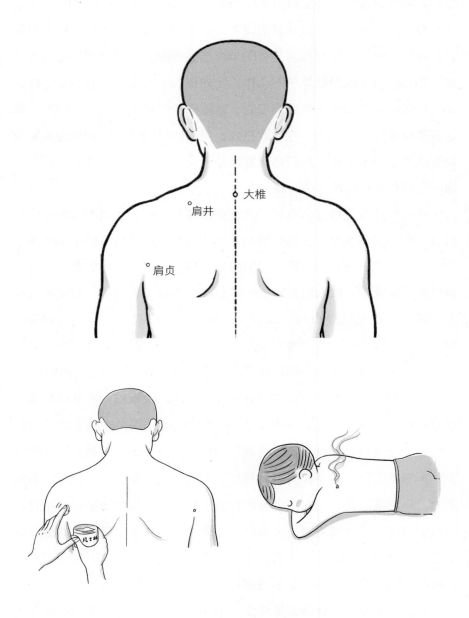

　　不艾灸时，还可以按摩肩贞穴，每天用拇指按压肩贞穴一次，先顺时针方向按揉2~4分钟，再逆时针方向按揉2~4分钟，每分钟40~60下，对于迁延不愈的肩周炎患者，力度可适当重一些。

　　除了肩贞穴，经常按摩肩井穴也是个不错的选择。肩井穴具有通络止痛、活血利气的功效，经常刺激这个穴位可以将淤积在肩部的邪气清理出去，以消除疼痛。这个穴位在大椎穴与肩峰连线中点，肩部最高处。每天可以用力按压肩贞穴两次，每次3~5分钟，每分钟按压40~60下，按压时力度应由轻到重，以肩贞穴处产生酸胀、发热的感觉为宜。

> **单阿姨暖心提醒**
>
> 　　肩周炎是一种慢性疾病，我们应该以预防为主。日常生活中应该避免长时间低头工作或使用电脑，工作1小时左右应调换坐姿，活动一下肩膀。无论冬夏，都应注意保暖，防止肩部受凉。此外还要注意合理用枕，枕头过高或过低，都不能使肩部得到很好的放松，应选择硬度适中的枕头，高度最好在12~15厘米之间。

揉命门，腰痛停

养生特效穴

命门穴：命门穴位于腰部第二腰椎棘突下的凹陷处，与肚脐相对。把拳尖放在命门穴处，先顺时针压揉40~60次，再逆时针压揉40~60次。每天重复压揉5~8次。在按压时，如果感到穴位处特别疼，应站起适当扭一扭腰。在命门穴处艾灸，效果也很好。在距离命门穴2~3厘米处开始艾灸，以使命门穴处感到温热、没有灼痛感为度。每次灸10~15分钟，直到命门穴处皮肤产生红晕时，停止艾灸。隔天灸一次。

功效：温肾阳、利腰脊。

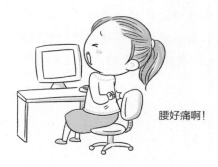

腰好痛啊！

生活中，我们常看到有些人坐久了会闹腰痛，尤其是长时间埋头学习的学生和久坐不动的城市白领，他们中很多人会问我，明明没有做什么重体力活，怎么还腰疼起来了？我经常强调，久坐也伤肾，也容易导致腰痛。中医认为，久坐不动会长时间压迫大腿和臀部的膀胱经，造成膀胱经气血运行阻滞，而肾经与膀胱经相表里，膀胱经气滞血瘀，反过来会影响肾功能，因此我们常说"久坐伤肾"。除此之外，生活中劳累过度、长期保持不正确的坐姿、所睡床铺太软等也都容易造成腰部气血运行不畅，从而引发疼痛。如果不及时治疗，还会影响我们正常的生活和工作。

命门穴是治疗腰痛的特效穴，也是人体的长寿大穴。此穴是督脉上的要穴，具有温肾阳、利腰脊的功效，经常按摩此穴还能延缓人体衰老。这个穴位在后腰部位，与肚脐相对，用中指可以摸到第二腰椎棘突下的凹陷处。如果还不能确认，你可以按压找到的穴位，如果产生强烈的压痛感，这说明你找对穴位了。每天在按摩前，最好穿上相对宽松轻便的衣服。按摩时，将右手握成拳状，并把拳尖放在命门穴处，先顺时针压揉40~60次，再逆时针压揉40~60次，每天重复压揉5~8次。由于命门穴处皮肤比较薄，也比较敏感，在压揉时，所用力度要尽量小些，

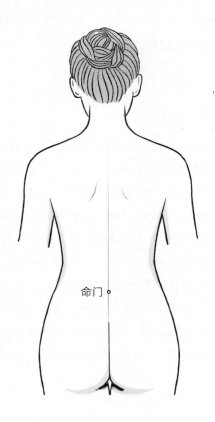

命门

但要用力均衡。在按压时，当感到穴位处特别疼的时候，应站起适当扭一扭腰。记住一定要扭动腰部，这叫活动性的治疗方式。用这种方式可以让腰部紧张的肌肉得到有效放松，以缓解腰背疼痛。

对于命门穴，也可以用艾灸的方法来治疗腰痛，效果也不错。先点燃艾条的一端，在距离命门穴2~3厘米处开始艾灸，以使命门穴处感到温热、没有灼痛感为度。每次灸10~15分钟，直到命门穴处皮肤产生红晕时，停止艾灸。隔天灸一次。此方法可以温经通络，舒筋活血，对腰部受凉引发的腰痛尤其有效。

平时在工作或劳动的间隙，要注意起身活动活动身体。此外，我再给大家介绍两个健腰动作，一是摩腰：双手握拳，在腰部的两侧进行旋转式按摩或者上下搓动；二是捶腰：双手握空心拳，用拳眼轻轻捶击两侧腰部。可别小看这些不起眼的动作，长期做这些动作对腰部保健和缓解腰部疲劳具有很好的效果啊！

单阿姨暖心提醒

大多数人的腰痛都是因为长期不良习惯（如久站、久坐、搬抬重物等）引起的，因此在平时上班或学习中，应该每坐半个小时就站起来扭一扭腰，坐1个小时，就应该站起来，出去走一走。座椅要挑选适合自己身高的，选择标准为在双腿屈膝90°时，大腿与地面平行。椅子最好有支撑腰部的靠垫，以缓解腰部肌肉压力。如果没有靠垫，可以使臀部占满椅面，让腰椎有个依靠。平时坐着时，腰部不必挺得太直，稍微后倾感到舒服最好。保持适当运动，选择运动强度不太大的项目，如跑步、快走、游泳等。同时还要注意腰部的保暖，防止受凉。

调养心神按内关，宁心安神好睡眠

养生特效穴

　　内关穴：内关穴位于前臂掌侧，当曲泽与大陵的连线上，腕横纹上2寸，掌长肌腱与桡侧腕屈肌腱之间。在每晚临睡前，我们可以用拇指指尖在内关穴处按揉，每次5~7分钟，每分钟按压40~50次。注意在按压这个穴位时，最好把指甲剪短，这样可以避免掐破皮肤。

　　功效：宁心安神、调补阴阳气血、调养心神。

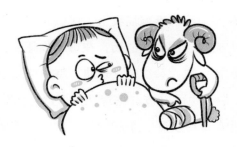

一只羊，二只羊，三只羊……

　　心主神明，心神好，睡眠才好。如果心神失养或心神不安，人就容易失眠。可见，心对人体健康有多么重要。但是现在人们生活节奏快、压力大，再加上饮食不节、思虑过多、经常熬夜、劳倦过度等，很容易伤心伤神，导致失眠。一旦失眠，人们在睡前就容易产生很大的心理负担。很多人害怕自己睡不着，就强制用数数字、听钟表声的方法来促进睡眠，结果发现这种方法并没有效果，反而使大脑过分紧张，入睡更加困难。在这种情况下，人们越是紧张害怕，就越容易焦虑，越焦虑就越睡不着，从而形成恶性循环。

有个男性朋友就在我博客里留言，说他现在正处于创业初期，平日里工作忙，操心的事又多，到了晚上难免思虑过多，睡不着觉。他觉得偶尔失眠是正常反应，不用太在意，就用数数字的方法来帮助睡眠，一开始这招还有点效果，可时间长了，他入睡越来越困难。有时候好不容易睡着了，半夜还总是醒来两三次，结果第二天醒来后，头昏脑涨，浑身还没有力气。他说这还不算最糟糕的，最闹心的是，因为长期失眠，他难以集中注意力，记忆力也开始下降，工作效率和能力都跟不上。眼看事业刚有起色，自己却没有更好的精力来打理，他就开始着急起来。

我建议他尝试按摩内关穴。内关穴在手厥阴心包经上，具有宁心安神、调补阴阳气血、调养心神的功效，是治疗失眠的特效穴。取穴时，我们攥紧拳头，可以看到手腕处有两根筋，再将另一只手中间三指并拢，把无名指放在握拳手的手腕横纹上，可以看到示指和两根筋相交的中心点，这就是内关穴。找到穴位后，在每晚临睡前，我们可以用拇指指尖在内关穴处按揉一次，每次5~7分钟，每分钟按压30~40次。一天中按揉至少3次，白天也可以按。注意在按压这个穴位时，最好把指甲剪短，这样可以避免掐破皮肤、引起感染。按压时还要用力，否则达不到治疗效果，但力度要在自己承受范围之内，以内关穴处有酸胀、发热的感觉为好。每天坚持按揉这个穴位，你会发现自己入睡越来越容易，睡眠质量也会变得好起来。

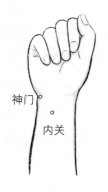

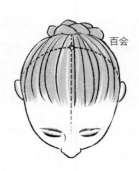

　　除了内关穴，按摩其附近的神门穴也能起到治疗失眠的作用。神门穴离内关穴很近，也是手腕附近的保健穴位。每天用拇指按压神门穴一次，每次可以按3~5分钟，每分钟40~50次，可以起到补气安神、疏通经脉的功效。

　　百会穴是治疗失眠的又一特效穴位，有疏通经络、提升督脉阳气的功效。我们可以选择在百会穴上艾灸，每天晚上临睡前在这个穴位上艾灸一次，每次10~15分钟。由于百会穴处有头发，在艾灸时，要先将此处头发拨开，把头皮露出来。点燃艾条，将艾条点燃的一端朝下放在离头皮2~4厘米处温和灸，以百会穴处有温热的感觉即可。

单阿姨暖心提醒

　　大多数人失眠主要是由于生活不规律引起的。人体都有自己的生物钟，一个人习惯了几点睡觉，就一定要按时上床睡觉。如果总是提前或错后，就会破坏生物钟的规律。所以，为预防失眠，养成良好的生活习惯非常重要。另外，睡前尽量不要做大量运动，这样只会增强肌肉的紧张感，大脑也会更清醒，反而不容易入眠。

神经衰弱找涌泉，刮痧按摩心得安

养生特效穴

涌泉穴：涌泉穴在足底的中心。用刮痧板在涌泉穴处刮痧，每晚一次，两侧各刮10~15分钟，每分钟15~30下。刮拭前可在涌泉穴处涂抹适量润滑剂，如茶油、红花油等。刮拭完，还可以用刮痧板的一角对涌泉穴进行按压。

功效：开窍苏厥、滋肾清热、降逆通络。

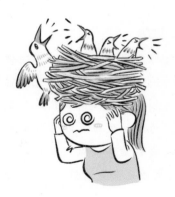

神经衰弱像是一场心的"感冒"。随着生活节奏的加快，人们在学习、生活和工作上的压力也日益增加，有些人承受不住工作繁忙、紧张，或失恋、欺辱、劳心过度等不良刺激，开始出现失眠、食欲减退、精力不足、头昏脑涨、胸闷气短、记忆力减退等"心感冒"症状。神经衰弱虽只是小病，但如果不加以及时治疗，它还会造成内分泌、消化、循环、生殖和代谢等多个系统功能失调，最终影响我们的身心健康，并给工作和生活带来很大的影响。

曾经有个年轻患者就跟我抱怨，说大学毕业后，突然进入紧张忙碌的工作状态，这让在学校里过惯了轻松日子的她有些无所适从，可她又舍不得辞职，结果最后得了神经衰弱，症状非常严重，不但精神压力大，还时常睡不着觉。她说自己服用了许多滋补药物，仍得不到理想的效果，已经严重影响了正常的生活和工作。

我让这个女孩试着在足底的涌泉穴处刮痧，涌泉穴是治疗神经衰弱的特效穴，具有开窍苏厥、滋肾清热、降逆通络的功效。涌泉穴乃肾经的首穴，早在我国著名的医学典籍《黄帝内经》中就有说过："肾出于涌泉，涌泉者足心也。"

我们可以用刮痧板在涌泉穴处刮痧。在刮痧前，最好先用热水泡脚10~15分钟。泡脚时，可以找一下涌泉穴。涌泉穴在我们足底的中心，蜷足时足前部凹陷处。找到涌泉穴后，擦干脚，两腿盘坐，在脚底抹上刮痧油，如茶油、红花油等。在涌泉穴处刮痧，每天一次，两侧各刮10~15分钟，每分钟15~30下。由于涌泉穴比较敏感，在刮拭时，最好不要用太大力。刮痧时间最好选择在晚上，刮拭完，还可以用刮痧板的一角对涌泉穴进行按压。

在内关穴处艾灸，也可以达到不错的效果。内关穴具有宁心安神、理气止痛的功效，每天用温和灸在内关穴处艾灸一次，每次20分钟。长期坚持可以宁心安神、解郁除烦。

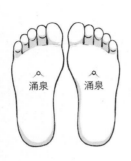
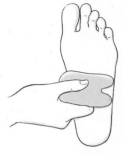

涌泉穴刮痧

除了涌泉穴和内关穴，百会穴也是缓解神经衰弱症状的特效穴。百会穴是全身各经脉气会聚之处，具有开窍醒脑，调节机体阴阳平衡的功效。每天可以用示指按揉百会穴3~5分钟，每分钟40~50下，以使百会穴处有酸胀、发热的感觉。

单阿姨暖心提醒

神经衰弱是心理上的一种疾病。容易患神经衰弱的人，一般情绪都不稳定、性格内向，并且容易出现消极情绪，如多愁善感、焦虑不安等。这样的人往往缺乏兴趣爱好，也不喜与他人交往。要预防"心感冒"，我建议患者要多跟人接触，平时积极参加一些集体活动，放松心情。也可以多培养一些兴趣爱好，丰富日常生活。

艾灸会阳祛湿热，调好外痔保安康

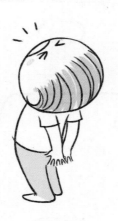

人们常说："十个人九个痔。"不少人认为自己没有痔疮的烦恼，直到肛门处出现疼痛、肿胀，甚至出血现象，才发现自己原来也患上了这一烦人的病症。中医认为，痔疮大多是由于大肠内郁积湿热过多、经络受损、浊气瘀血下注肛门形成的。外痔也是如此。平日里我们贪食辛辣和油炸食物、过度饮酒、熬夜、喝水少，这些不良习惯都容易使大肠内的湿热加重，从而引发外痔。

一般情况下，外痔发作时，身体会产生下坠感和异物感，还会感到疼痛难忍，坐立不安。同时，还很容易将外痔痔核磨破而发生感染，引发其他更严重的疾病。但即使身体再不舒服，很多患者患了外痔后，还是觉得难以启齿，也不愿意去医院做检查。可见，外痔给身体带来痛苦的同时，还会让人造成严重的心理负担。另外，由于发病部位特殊，外痔产生的分泌物还会污染内裤，如果患者不及时更换的话，就会造成肛

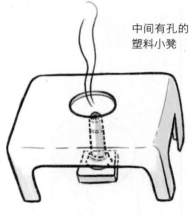

中间有孔的
塑料小凳

固定好的艾灸条

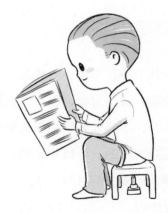

灸肛门，每次20分钟左右，十几天即可见效。

门处瘙痒，甚至发生湿疹，女性患者还容易患上妇科疾病。

会阳穴是治疗外痔的特效穴。这个穴位位于膀胱经经气和督脉阳气的交会处，具有散发水湿、补阳益气的功效，因此经常刺激会阳穴可以起到补肛门之阳气，并散去浊气瘀血的作用。取穴时，可以采取俯卧姿势，将中指指腹朝向背部，并竖着置于尾骨端两旁，中指指腹的中心处就是会阳穴了。我们可以用温和灸会阳穴的方法来治疗外痔。在艾灸前，先找一个中间有孔的塑料凳子。直接点燃艾条的一端，再把艾条点燃的一端对准塑料凳子上的孔。患者可以坐在凳子上，将会阳穴对准凳子上的孔。每次温和灸会阳穴15~20分钟，隔两天灸一次。艾灸时，注意艾条距离会阳穴2~3厘米处，以会阳穴处感到温热、没有灼痛感为好。由于艾灸本身就具有活血化瘀的功效，坚持艾灸会阳穴可以促进肛门周围的血液循环，一段时间后，你会发现肛门处突出和膨大的静脉血管有明显的收缩现象。

除了会阳穴，经常按摩会阴穴也可以很好地治疗外痔。会阴穴在肛门和生殖器的中间凹陷处，具有行气通络、强阴壮阳的功效。我们可以每天用中指轻轻按压会阴穴一次，每次1~2分钟，每分钟按压40~50次。

不过，由于穴位所在部位的特殊性，你会发现，艾灸会阳这一方法更容易操作。曾有患者反馈，艾灸熏治外痔效果明显好于各种肛门栓剂，不但让人感觉舒服，而且没有不良反应。在我的博客留言区，你会发现有很多外痔患者采用这一方法治好了多年的隐疾。为什么会产生这样的神奇效果？痔疮是因为肛门静脉血液循环不畅导致的血管自然突出、膨大，而艾灸具有很强的活血化瘀功能，可以有效改善肛门周围的血液循环，从而达到收缩突出、膨大的静脉血管的功效，所以坚持艾灸会阳，一定会收到好的效果。

下面借一个案例，告诉大家艾灸治疗外痔过程中需要注意的问题。有位患者患有外痔很多年，但因为不便秘，所以很少发作。有一次从广州回老家昆明时就发作了，而且从来没有那么严重过。他参照我博客上写的方法灸了4天，每天上午灸20分钟，期间没有用任何其他的药，感觉也没有再发作，只是外痔还是和以前没有发作时一样，有一个小小的肉疙瘩。但灸过第4次后，他感觉肛门处有一个很大的物体发胀，很难受，后来还是涂了马应龙痔疮膏后慢慢地塞了进去。他问我这是治疗中的正常反应，还是别的什么原因？是暂时停灸，还是继续灸呢？

上面案例中的患者应该是过度治疗导致痔疮增大了，在治疗疾病的过程中，不都是用强攻的方式，而是该攻则攻，该守则守。治疗痔疮是要灸灸停停的，不能天天灸，需要给它一个修复期。当肿胀的时候，就要停下来，当消肿的时候，就要继续灸，在灸灸停停之中，痔疮就会痊愈。

单阿姨暖心提醒

初次使用艾灸法治疗痔疮时，都要掌握好度，不能过度治疗，有些患者因长期受此病困扰，好不容易得到一个治疗方，恨不得天天灸，希望快速见效，这反而容易适得其反。另外，外痔患者在日常生活中应该养成良好的饮食习惯，多吃蔬菜和水果，多吃富含纤维素的食品，少食辛辣刺激的食物。同时还要适当运动，注意休息，提高身体抵抗力。

心腧穴，护心好，搞定心悸不烦恼

养生特效穴

心腧穴：心腧穴在第五胸椎棘突下，左右旁开二指宽处。每天用拇指按揉心腧穴两次，每次5~8分钟，每分钟按揉40~60下，两侧交替进行。在按揉时，动作宜缓慢，手法一定要轻柔，力度由轻到重。

功效：宁心安神、宽胸理气、通调气血。

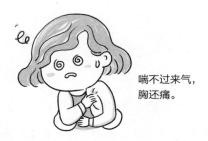

喘不过来气，胸还痛。

我们在精神高度紧张或兴奋时，偶尔会感到心脏急剧跳动，惊慌不安，不能自主，可能同时还会伴有胸闷气短，甚至眩晕、喘促和晕厥，这些症状通常表明有心悸发生。心悸见于多种疾病，如失眠、健忘、眩晕和耳鸣。从中医的角度来看，心悸主要是由于体内气血亏虚和心神失养引起的。生活中很多人平时不爱惜身体，情绪常常大起大落，还经常抽烟酗酒、劳累过度、长期熬夜，又不锻炼身体，也不注意饮食，这些都容易导致外邪侵扰、情志内伤、痰浊内停、气滞血瘀，从而使心脏受损、气血虚弱、心脉不畅、心所失养。

多年前我认识的一个年轻女孩，她在亲人去世后因过度悲伤而感到心悸、气短，但休息后缓解了，也就没有去医院检查治疗。后来因经常和男友吵架闹分手，一连3天，每天晚上都出现心悸、气短症状，并且

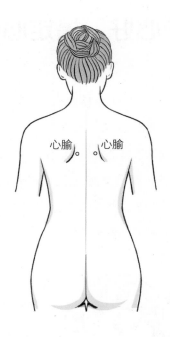

还会胸闷、胸痛，不过几分钟后就自行消失了。她怀疑心脏有问题，去医院检查，结果心电图显示正常。医生告诉她这是神经性的心悸胸痛，回家好好休息，保持情绪稳定就好了。不过她偶尔还会心悸发作，问我该如何是好。

我建议她在心悸发作时，通过按摩心腧穴来缓解不舒服的症状。心腧穴是治疗心悸的特效穴，具有宁心安神、宽胸理气、通调气血的功效，几乎所有与心脏有关的症状都可以用它来调理。此穴位在背部第五胸椎棘突下，左右旁开二指宽处，按摩时需要请家人帮忙。每天用拇指按揉心腧穴两次，每次5~8分钟，每分钟按揉40~60次，两侧交替进行。由于这个穴位比较靠近心脏，在按揉时，手法一定要轻柔，力度由轻到重，以心腧穴处有酸胀、发热的感觉为度，不可用力过猛。经常按摩心腧穴，你会慢慢发现心悸症状渐渐消失，胸部畅快了很多，心情也越来越好。

心悸发作时，按摩神门穴也能起到很好的效果。神门穴在腕横纹侧端的凹陷处，经常刺激这个穴位能够起到补益心气、安定心神的良好功效。我们可以用拇指指腹用力按压神门穴，两侧各按压1分钟后，停半分钟，再继续按压。前后反复三次，直到神门穴处有酸胀、发热的感觉。

治疗心悸，也可以在内关穴处艾灸。内关穴在腕横纹上2寸的地方，具有宁心安神的功效。再加上艾灸能够平衡阴阳，补益气血，养心安神，对治疗心悸有很好的作用。一般用温和灸的方法灸内关穴20分钟，隔天灸一次即可。

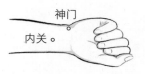

神门

内关。

单阿姨暖心提醒

心悸很大程度上和人的情志有关系。心悸发作时，最好先去医院检查，以排除器质性病变。平时要注意调节身心，避免大怒大悲，保持乐观的心态和稳定的情绪，还要养成良好的作息习惯，避免熬夜。在饮食方面，尽量不吃辛辣食物，宜低脂、低盐饮食。应适当进行体育锻炼，以增强身体免疫力。

食欲不振不要慌，艾灸中脘吃得香

养生特效穴

中脘穴：中脘穴在肚脐中心点正上方约4寸处。每天可以用单眼艾灸盒灸中脘穴一次，以局部有温热感为度，每次灸10~15分钟。也可以直接在中脘穴处点燃米粒大小的艾绒，每次3~6壮，隔天灸一次。

功效：健脾和胃、降逆止呕、化湿和中。

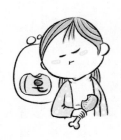

　　如今社会竞争激烈，生活节奏快，上班族情绪紧张、过度劳累很容易致使胃酸分泌失调，引起食欲不振。除此之外，很多年轻人"爱美"，采取节食的方法进行减肥，经常吃得非常少，甚至不吃，久而久之就会对食物产生厌恶感，没有胃口。或者有些人平日里抽烟喝酒过度、暴饮暴食、长期失眠、贪凉饮冷、饱食后剧烈运动、晚餐过饱等，这些不良习惯也都容易加重肠胃负担，使胃液分泌紊乱，引起食欲不振。俗话说："人是铁，饭是钢，一顿不吃饿得慌。"食欲不振可导致人体营养不良、体质下降、免疫力下降，如果不能得到及时治疗，很多疾病就会"找上门"。

　　我朋友的女儿在外企上班，平时工作很忙。有一次，她为了赶进度，在公司连续加了一个星期的班，每天只吃一两顿饭，还总没胃口。她以为是因为工作压力太大，人太累，才什么也不想吃，就没重视。结果3个星期后，她整个人变得面黄肌瘦，营养不良，还胃疼。我朋友看她女儿日益消瘦，就急匆匆找到我，让我赶紧给她女儿调理调理。

　　我建议朋友试着给她女儿在中脘穴处艾灸。中脘穴属奇经八脉之任脉穴，对治疗食欲不振效果显著。此穴具有健脾和胃、降逆止呕、化湿和中的功效。肚脐中心点正上方约4寸处就是中脘穴。每天可以用单眼艾灸盒灸中脘穴一次，以局部有温热感为度，每次灸10~15分钟。也可以直接在中脘穴处点燃米粒大小的艾绒，每次3~6壮，隔天灸一次，以中脘穴处有酸胀发热并无灼痛感为度。同时我还告诉她，年轻的上班族大都会嫌艾灸占用时间，那么可以用艾灸罐，它的好处是可以系在腰部，不影响做其他的事情，也不占用时间。艾灸一段时间后，朋友告诉我，她女儿渐渐好转，不但饭量增加了不少，腹部也没那么胀了，胃也不疼了。这时候我建议她还要继续艾灸几次，防止病情反复。

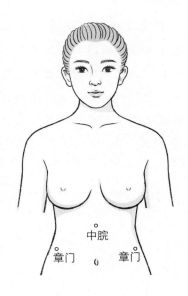

平时我们还可以按摩章门穴来治疗食欲不振。章门穴也是调理消化系统疾病的常用穴，具有疏肝健脾、理气散结、清利湿热的功效。此穴在侧腹部，第11肋游离端的下方。没胃口时，我们可以按揉章门穴5~8分钟，以章门穴处有酸胀的感觉为好。

每天按摩刺激气海穴，效果也不错。气海穴在肚脐正下方1寸半处，具有生发阳气的功效，主治脘腹胀痛、水谷不化、食欲不振等。按摩时，先顺时针方向按揉2~3分钟，然后逆时针按揉2~3分钟。

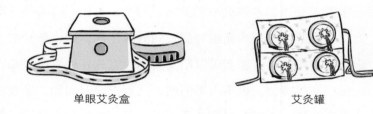

单眼艾灸盒　　　　　　　　艾灸罐

单阿姨暖心提醒

中医学认为胃主消化，脾主运化。人体的气血是由脾胃将食物转化而来，故脾胃乃后天之本。只有维护好这个"后天之本"，我们的身体才会元气十足、充满活力。因此，我们平时一定要保持饮食规律，尽量少食寒凉、辛辣、肥腻之物。另外，还要注意多休息，保持适当运动，不要酗酒、抽烟和熬夜，避免给脾胃增加负担。

人体穴位使用说明书 : 大活图经身谱型

第三章

那些总也"治不好"的病，换个方法试试

有些病总也治不好，渐渐形成了慢性病，甚至是迁延不愈的老病，很多人常年吃药也不见有太大的好转。事实上，这类病主要靠养，而且需要的时间也较长。穴位疗法通过刺激体表的反应点，可以直达病灶，对老慢性病产生较好的调养效果。

坚持熏灸迎香穴，变应性鼻炎不缠人

对症特效穴

迎香穴：在鼻翼两侧，采用艾灸法。艾灸时，平躺，左手拿一镜子，右手持艾条，分别熏灸两侧迎香穴，每侧可多停留一会，使热度渗透得更彻底，炎症也会消失得更快。

功效：通经活络、通利鼻窍。

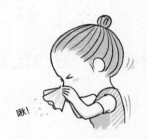

嗷!

变应性鼻炎是一种由基因与环境互相作用而诱发的多因素疾病，变应源包括动物、植物、昆虫、真菌等。阵发性喷嚏、清水样鼻涕、鼻塞和鼻痒是其典型症状，重者可有嗅觉暂时性消失，伴耳鸣、声嘶、流泪、咳嗽等症状。此病也是因免疫力低下而引发。变态反应严重的人，机体的抵抗力会渐渐衰退，常常是一有风吹草动，其他人还没有症状的时候，变应性鼻炎患者已有疾病的表现。久而久之，病邪就会占领这个阵地，而身体的正气就会逐渐衰退。

一位女性患变应性鼻炎已经十几年了，吃了很多药，一直没有很好的效果。后来了解到经常按揉迎香穴可以治疗鼻炎，她就开始试着操作起来。为了快速见效，她按的力度较大，但由于此部位的按揉不能过于用力，按的时间长了鼻翼两侧便开始发红、有疼痛感，按揉了一段时间她就坚持不下去了。后来她无意中在网上发现了我的博客，看了我的很多文章，才明白用这个穴位没错，只是她的手法存在问题，并且需要较长的时间才能有效，不能用猛力操作。尤其对于她这种纠缠十几年的老病来说，不坚持几年是达不到较好的效果的。她觉得时间太长了，同时看到很多网友反馈艾灸不错，就决定试一试。坚持了两周之后，出现了一些鼻塞等返病现象，在咨询我之后继续艾灸了两周，鼻腔通畅了一些。而且她觉得比按揉的方法容易坚持，也坚信灸下去一定会有好效果。

迎香穴在鼻翼两侧，有通经活络、通利鼻窍的作用，主要用于伤风感冒引起的鼻塞，或变应性鼻炎等症。而艾灸法对治疗变应性鼻炎在临床上有很好的效果，能达到95%的有效率、60%～70%的痊愈率。有人问，面部怎么艾灸呢？我刚开始灸面部的时候是坐着灸，但这样烟往上冒，容易熏着眼睛，于是我就躺下，左手拿一镜子，右手持艾条，分别熏灸两侧迎香穴，每侧可多停留一会，使热度渗透得更彻底，炎症也就消失得更快。由于手持艾条时间长了胳膊容易发酸，可以左右两侧交替熏灸，换手持艾条。灸几次找到感觉后，我们再艾灸面部时就不需用镜子了，凭感觉就可以灸对部位。

灸面部一定要买好一些的艾条施灸，至少要使用8：1或10：1的艾条，这样的治疗效果才更好。最好的艾灸方式就是手持艾条熏灸，逐渐体会热度，要想效果好，就要灸透。

如果想缩短治疗时间，或加强治疗效果，可以加灸肺腧穴。肺腧穴艾灸可以用单眼艾灸盒或双眼艾灸盒，每次时间为15～30分钟。在治疗鼻炎和外感的时候，肺腧穴起着很重要的作用。用艾灸治疗鼻炎，灸后鼻腔内白细胞明显降低，对免疫球蛋白有双向调节的作用，可以很快改善机体的免疫力。所以，我们在治疗鼻炎和感冒的时候，除迎香穴外，最好加上肺腧穴。

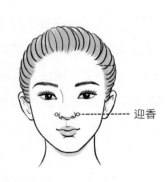

迎香

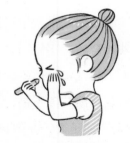

坐着灸面部，烟会熏着眼睛。

手持艾条熏灸，
逐渐体会热度，
要想效果好，
就要灸透。

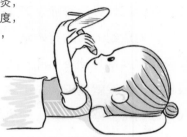

可以躺下，一手拿镜子，一手持艾条。

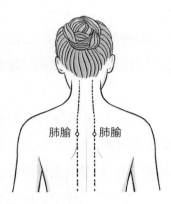

肺腧   肺腧

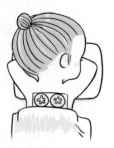

肺腧穴可以用单眼或双眼艾灸盒艾
灸，每次时间为15～30分钟。

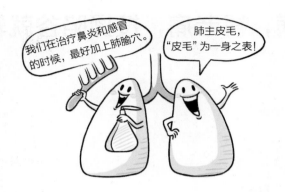

单阿姨暖心提醒

　　为预防或减轻鼻敏感症状的出现，日常生活中需注意以下事项：保持居住环境干净卫生，空气清新，温度、湿度适宜；定期更换、清洗床单、被单，避免滋生螨虫；春夏季尽量减少户外活动，避免接触花粉、花絮，外出时可戴口罩；注意保暖，避免冷风、冷饮等物的刺激，防止感冒；戒烟限酒，尽量避免接触化妆品、油漆、杀虫剂等刺激性物品；远离可能引起变态反应的食物，忌辛辣，多食用富含维生素、蛋白质的食品及蔬菜、瓜果等；保持乐观开朗的情绪，避免精神刺激、过度疲劳；坚持锻炼，增强抵抗力。

老胃病，胃老痛，按揉陷谷就轻松

对症特效穴

陷谷穴：在人体足背，当第二、三跖骨结合部前方凹陷处。如果经常感到胃痛，可以在早上7~9点之间按揉陷谷穴，每侧3~5分钟。因为这个时间段是胃经当令的时间，胃经精气最旺，所以按揉胃经上的穴位效果也更好。如果用手指按压觉得酸累，可以用牙签的圆头按，力道稍微大一点也没有关系。

功效：和胃行水、理气止痛、健脾利湿。

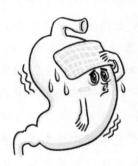

《黄帝内经》中说"有胃气则生，无胃气则死"，说明胃在人体中的重要性。现在很多人年纪轻轻就胃病缠身，其患病原因和一些不良生活习惯有关，比如现在年轻人不注意保养，喝冰啤，吃冰棍、冰激凌，即使喝水，也喜欢将矿泉水放在冰箱冰一会再喝，觉得这样才过瘾。结果慢慢导致胃病，再治疗的时候，就变得很难。多数的胃病患者都是胃寒导致的，因为胃最怕寒凉。而一旦患上胃病，往往吃点凉的就会导致疼痛，特别是早上的时候，疼起来更让人难受。

有一位患者因为爱喝冰水，二十几岁时就得了慢性胃炎，这几年断断续续吃了不少药，也没有什么起色。平时吃东西，生冷酸辣都不能碰，即使这样还经常胃痛，有时疼得没法上班。吃一段时间药会好几天，一停药就又犯病。甚至不敢吃梨，吃一小片都会引发胃痛，让她很是痛苦。

后来她通过朋友介绍，到我的门诊来咨询有什么办法可以缓解胃痛，我告诉她一个特别好用的穴位——脚背上的陷谷穴，并教给她按揉的方法。在连续按揉了3天之后，她的胃痛就缓解了很多。

陷谷穴在人体足背，当第二、三跖骨结合部前方凹陷处，它是胃经的腧穴，可帮助传输胃经气血，有和胃行水、理气止痛、健脾利湿的作用。如果经常感到胃痛，可以在早上7~9点之间按揉陷谷穴，每侧3~5分钟。因为这个时间段是胃经当令的时间，胃经精气最旺，所以按揉胃经上的穴位效果也更好。当然其他时间也可以按揉，毕竟胃痛随时都有可能发生。如果胃痛比较严重，按完后，可以隔一会再接着按揉，一般两三次就可以起到缓解的效果。如果用手指按压觉得酸累，可以用牙签的圆头按，力道稍微大一点也没有关系，但切忌过于用力。

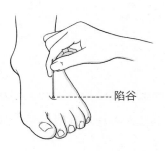

陷谷

胃病需要养，尤其是缠绵多年的老胃病需要平时多注意饮食健康，一定要管住嘴，把胃很好地养护起来，不要再增加它的负担。同时可以结合我们前面讲的健脾养胃的方法，平时多按揉足三里穴和中脘穴，对养胃护胃、调理老胃病也有一定的好处。很多有老胃病的人面色都不太好，而经过一段时间的穴位调理后，吸收功能好了，腹胀没有了，气色也就好了。胃好，吸收功能就好，营养保证了，气色就好，这是相辅相成的。我们说人美不是只在外表上去修饰，而是应该把内在调理好，使你显得更美。这个美是由内而外、健康的美，是属于你自己内脏健康、气血供给良好而达到的美，这才是真正的美。

单阿姨暖心提醒

胃病三分靠治，七分靠养。患有老胃病的人要特别注意胃部的保暖，尤其是秋冬季节，要防止腹部着凉，以免引发胃痛或加重病情。饮食上要忌嘴，不能吃过冷、过热、过硬、过辣的食物，切忌暴饮暴食。同时还要注意劳逸结合，适当运动，保持愉快的心情。

日常降压找百会，轻松降压人人会

对症特效穴

百会穴：位于头顶正中心，取两耳尖连线的中点便是。我们可以采用艾条温和灸或隔姜灸的方法，隔姜灸是将姜切成薄片，再用牙签扎出一些小孔，将姜片放在百会穴上，再放上艾炷后点燃，隔姜灸一次可灸艾炷3~5壮。再配合艾灸风池、曲池、肩井穴，可以起到协同的治疗作用。

功效：此穴具有益气固脱、息风醒脑等功效，主治高血压、头痛、眩晕、休克等。

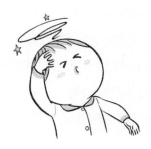

据统计，2012年中国高血压患者数为2.7亿，这意味着每10个成年人中至少有两人患高血压。高血压通常被认为是老年病，但近些年，年轻人中血压偏高的也越来越多。高血压的发病源于机体内部阴阳虚实失去平衡，而造成这种不平衡的原因包括长期精神紧张、吸烟、过量饮酒、高热量饮食、体力活动不足等。

高血压是一个"无声的杀手"，给我们带来的危害非常大。通常，高血压最早出现头痛、头晕、脖子僵硬等症状，另外，烦躁、耳鸣、健忘等也是高血压的常见症状。高血压严重影响患者的日常生活和工作，更为可怕的是，高血压如果长期得不到控制，会损害心脏、大脑、血管、肾脏等，引发脑卒中、脑出血、心力衰竭、肾功能衰竭等并发症，严重影响健康甚至威胁到生命。所以建议高血压患者，家中自备血压计，定期测量。如果发现血压过高，要及时利用穴位疗法来控制。

百会穴位于头顶正中心，取两耳尖连线的中点便是。它具有益气固脱、息风醒脑等功效，主治高血压、头痛、眩晕、休克、脱肛等疾病。我们可以采用艾条温和灸或隔姜灸的方法，隔姜灸是将姜切成薄片，再用牙签扎出一些小孔，将姜片放在百会穴上，再放上艾炷后点燃，隔姜灸一次可灸艾炷3～5壮。再配合艾灸风池、曲池、肩井穴，可以起到协同的治疗作用。艾灸这一方法具有双向调节的作用，通过艾灸，可平肝潜阳、补肾益肝、去痰化浊，可以使高血压下降，使低血压升高，对治疗高血压有很好的效果。如果出门在外时感觉有血压偏高的症状，却又不方便艾灸的话，可以用拇指按压百会穴半分钟，然后顺时针方向按揉1分钟，再逆时针方向按揉1分钟，以酸胀感向头部四周放散为佳。

在治疗高血压时，可以根据不同的病症对穴位进行调整，如果高血压伴有失眠、健忘症状，可加灸神门、肾腧穴；如果高血压伴有肢麻症状，可加灸外关穴；如果高血压伴随头痛、头晕症状，可灸风池、大椎穴。

四肢躯干上的穴位直接灸或温和灸均可，一般情况下使用温和灸，可将艾条点燃对准施灸穴位，使患者有热感为宜。每穴艾灸10～15分钟，10天为1个疗程。每疗程间隔3～5天。

我以前总是频繁出差，睡眠是我最头痛的一件事，常常连续几天睡不好，加上压力大，血压就升高。记得第一次到青岛电视台《民生开讲》栏目做节目的时候，那次录制了10期，来回几天的时间里，我每天基本只睡3小时的觉，感觉太累了。回到家里，就觉得天旋地转，一量血压220/130毫米汞柱。然后我就艾灸百会，同时配合大椎、神阙、涌泉穴。一连做了5~6天的艾灸，如果血压过高，我会少量服用一些降压药物。但如果血压不是特别高，我便只采用艾灸穴位的方法来调压，基本能保持在较为正常的血压范围内。

　　穴位养生是一个循序渐进的过程，如果单纯依赖穴位，可能不会力见神效。所以对于血压较高的人，单纯依赖穴位来降压是不适合的，一定要坚持服药，慢慢减量，同时坚持穴位调理的方法来降压。等血压降到较为安全的范围内时，就可以只采用穴位进行调理了。

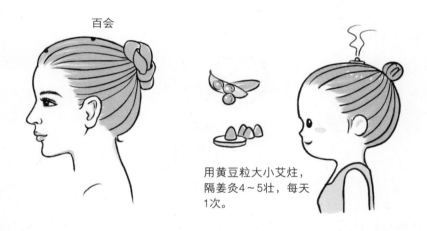

百会

用黄豆粒大小艾炷，隔姜灸4~5壮，每天1次。

▌单阿姨暖心提醒

　　高血压患者平时要注意保证足够的睡眠，不能过于劳累，还要避免情绪激动。因为人在生气、伤心等情绪激发下，血压最容易突然上升。应适当进行体育锻炼，但注意不要参加过于激烈的运动项目。日常饮食应以低盐、低胆固醇、低热量、低脂肪为标准，少吃肉类，少烟少酒，多吃蔬菜、水果，尤其多吃有助于降血压的食物，如芹菜、黄瓜等，还可以适当饮用菊花茶。

常按然谷穴，不做"小糖人"

> **对症特效穴**
>
> **然谷穴：** 在脚的内侧踝骨向前斜下方2厘米处可摸到一个凸骨，凸骨下面按下去感到酸胀的地方就是然谷穴。每晚洗完脚后，用拇指用力点揉两侧然谷穴，力度以有明显的酸胀感为宜，每天坚持按揉即可。
>
> **功效：** 升清降浊、平衡水火、降低血糖。

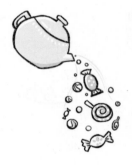

糖尿病是由多种病因引起的，除了遗传因素外，进食过多、体力活动减少导致的肥胖是最为主要的因素。其典型临床表现为多尿、多饮、多食及消瘦，即"三多一少"症状。西医认为，糖尿病是一种因胰岛素绝对或相对分泌不足而造成血糖增高、机体代谢紊乱的全身性疾病。糖尿病在中医学中被称作消渴病，是由气血、阴阳失调，五脏六腑、胰腺功能紊乱，微量元素失衡等多种原因引起的一种慢性疾病。虽然分为上消、中消、下消，但是无论何种糖尿病，中医治疗的原则都是荣养阴液、清热润燥。

糖尿病的危害相当大，在日常生活中，患者必须控制饮食，需要经常监测血糖，有的得经常服药，甚至需要注射胰岛素，可以说严重影响日常生活质量。更严重的是，糖尿病还容易引发一系列并发症，它会导致血管受损，危及心、脑、肾、周围神经、眼睛、足等，可以说其并发症相当广泛，是目前已知并发症最多的一种疾病，所以，人们经常说糖尿病不可怕，可怕的是并发症。一旦发现血糖偏高，我们必须引起重视，及时控制血糖，避免持续升高，避免诱发并发症。

曾经有一位患者长年受糖尿病的折磨，每次去医院都得拿很多药，他感到一天都在围绕着这个病生活似的，吃也不敢放开吃，想喝点饮料和酒也不敢，为此他很是郁闷，觉得生活受到很大影响。通过朋友介绍，他咨询到我，我给他推荐了一个降血糖的重要穴位——然谷穴，嘱咐他时常按揉。他一开始将信将疑，说我长年吃药治不好的病，一个穴位就能管用？我说这个穴位只是帮助你把血糖降下来，长期坚持的话可以使血糖维持在一个相对健康的水平，避免了长期吃药的痛苦，并不像你想象的那样按几天就彻底好了。他抱着试试看的心态坚持了几天，觉得按揉完有些症状得到了缓解，就有信心坚持了。到现在已经过去两年多了，他还一直坚持这个方法，但拿药量越来越少，也不用那么频繁地监测血糖了。

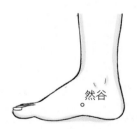

然谷穴位于脚的内侧踝骨向前斜下方2厘米处，在此处可摸到一个凸骨，凸骨下面按下去感到酸胀的地方即是。每晚洗完脚后，用拇指用力点揉两侧然谷穴，力度以有明显的酸胀感为宜，每天坚持按揉就可以起到很好的降血糖功效。然谷穴是升清降浊、平衡水火的首选穴位，糖尿病患者通常心火较旺，并总想喝水，睡前心烦不易入睡，这时按揉然谷穴能很好地缓解此类症状。

此外，经常按揉内庭穴可帮助我们控制食欲，按揉关元穴可以缓解尿多的症状，这些穴位的配合使用对糖尿病都可以起到不错的辅助治疗作用。

单阿姨暖心提醒

80%～90%的糖尿病患者属于阳虚体质，很多人没有力气就不愿意动，不运动，就没有元气的补充，但对于糖尿病患者来说，适量的体育锻炼非常有必要，可以降低患者体重，提高胰岛素敏感性。所以，糖尿病患者应经常锻炼，每周至少3次。饭后1小时开始运动，每次运动时间30分钟至1小时（运动时长包括运动前准备活动及运动后恢复正常呼吸频率的时间）。一般宜进行散步、打羽毛球、慢跑等有氧运动。

颈椎得病属外邪，风池肩井是要穴

对症特效穴

风池—肩井穴：风池穴在头颈后的凹陷处，肩井穴位于肩部，在大椎穴与肩峰端连线的中点处。采用刮痧的方法，在两穴之间的部位均匀地涂抹刮痧油或润肤乳，用刮痧板的棱角刮拭，从风池刮到肩井，刮到出痧即可。然后刮拭另一侧风池到肩井的部位。需要注意的是，下次刮痧时，需要等痧退净才能操作。

功效：祛风解毒、通利官窍、通经活络、活血利气。

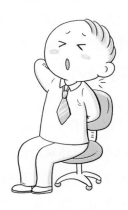

颈椎病是指因颈椎退行性变化引起颈椎管或椎间孔变形、狭窄，从而刺激、压迫颈部脊髓、神经根、交感神经，造成其结构或功能性损害所引起的疾病，主要症状是头、颈、肩、背、手臂酸痛，脖子僵硬，活动受限。颈肩酸痛可放射至头枕部和上肢，有的伴有头晕，重者伴有恶心呕吐、卧床不起，少数可能眩晕、猝倒。当颈椎病累及交感神经时可出现头晕、头痛、视力模糊、眼干、耳鸣、平衡失调、心跳过速、心慌、胸部紧束感，有的甚至出现胃肠胀气等症状。患者常伴有失眠、烦躁、焦虑、忧郁等症状。

但在中医学中，没有颈椎病一说，它属于中医学骨痹、肩颈痛、风湿痹痛范畴。痹症多因感受外邪而致，《素问·痹论》中说："风、寒、湿三气杂至，合而为痹。"意思是风寒湿邪是颈椎病常见的致病因素。居住环境潮湿、迎风冒雨、贪凉露宿，或是长期伏案、劳累过度，都可致外邪入侵，气血阻塞不通，不通则痛，由此引发颈椎病症状。所以中医治疗此病，以祛风散寒、除湿通络为原则。

治疗颈椎病，可以在风池、肩井两穴之间刮痧。风池穴在头颈后的凹陷处，是风邪最容易聚集内侵的地方。风池穴有祛风解毒、通利官窍的作用，对于治疗颈椎病所致的颈项疼痛不适、颈椎活动受限、怕风怕冷、头晕等有良效。肩井穴有疏导水液、通经活络、活血利气的功效。采用刮痧的方法，在两穴之间的部位均匀地涂抹刮痧油或润肤乳，用刮痧板的棱角刮拭，从风池刮到肩井，刮到出痧即可。然后刮拭另一侧风池到肩井的部位。需要注意的是，下次刮痧时，需要等痧退净才能操作。

曾有一位男士，常年伏案工作，很少活动，常常觉得肩酸背痛，有时还觉得有点头晕，他以为是没休息好的缘故，也没有在意。有一次他加班到很晚，下班时下起了小雨，他觉得淋点雨没什么，而且刚加完班迎着小雨多走走还觉得很舒爽，就不知不觉地多走了一段路才坐车回家。谁知第二天起床时，他就感觉脖子僵硬酸痛，转动时牵动着整个肩背部都疼，只好请假休息。他的妻子是我的博客粉丝，看到他这种情况就咨询我，我让她帮她丈夫刮痧风池到肩井的部位，同时嘱咐她要让其多活动，不要总保持一个姿势不变。

此外，我还教给她一个小妙招——多刺激后溪穴。把手握成拳，掌指关节后横纹的尽头就是后溪，它是奇经八脉的交会穴，可以通调颈椎、正脊柱、泻心火。将双手后溪穴放在桌子沿上，用腕关节带动双手来回滚动，便可以达到刺激的效果。每次持续三五分钟，每一两个小时刺激一次就足够了。这样做，即使经历一整天的伏案工作，以前颈肩的酸累以及眼部疲劳现在也会得到很好的缓解。

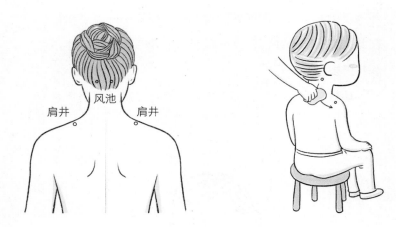

肩井　风池　肩井

单阿姨暖心提醒

预防颈椎病，需要我们改变不良的生活习惯，避免长时间伏案、低头工作，不要经常趴在桌子上睡觉。工作期间可适当休息，活动活动颈椎，多抬头，向左右两侧转转头。还要注意颈肩部的保暖，避免后颈部长时间吹空调或受风。此外，睡觉时枕头的高度也很重要，有的人习惯把枕头垫得很高，殊不知高枕睡眠会使头颈部长时间处于屈曲状态，不利于颈部健康。

天突穴上拔拔罐，慢性咽炎"说再见"

对症特效穴

天突穴：在颈部，前正中线上，胸骨上窝中央。用手指摸到两锁骨中间的凹陷处就是。用最小的真空罐，在此拔10~15分钟，只要不起水疱，可持续拔15分钟，隔几天拔一次。

功效：宽胸理气、通利气道、降痰宣肺，主治咽喉疾病。

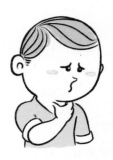

慢性咽炎是指咽黏膜、黏膜下组织和淋巴组织的慢性糜烂性炎症。多发于成年人，有时症状顽固，不易治愈。常由于上呼吸道反复感染或长期的理化刺激，如化学气体、粉尘、辛辣饮食、烟酒等所造成。临床表现为咽部不适，如异物感、灼热感、干燥感、刺激感、咽痒及微痛感等，常做清嗓动作，讲话多则症状加重，有时可发生短促而频繁的咳嗽，咳出黏液物则症状减轻。本病在中医学中属于虚火喉痹范畴。

有一位初中女教师因为常年教学工作，一直有咽炎症状，有时喉咙发干、发痒，说话说久了嗓子就又疼又哑，还经常觉得嗓子发堵，痰多不爽。一旦患上咳嗽，则咽炎症状加重，需要不停地喝热水才觉得舒服一些。因为这个慢性病，她吃了不少药，却并没有明显的改善。而因为从事教学工作，她不可避免地要讲课说话，这个病虽说不是什么大病，却严重影响了她的日常教学，为此她很是头疼。一个偶然的机会，她看到我博客里关于穴位治病的一些案例，便咨询我有没有针对咽炎的好方法，我说哪有问题就治哪，咽部下面的天突穴就是个很好的穴位。

天突穴在颈部，前正中线上，胸骨上窝中央。用手指摸到两锁骨中间的凹陷处就是。天突穴有宽胸理气、通利气道、降痰宣肺的功效，主治咽喉疾病，使其爽利通畅。利用此穴治慢性咽炎，采用拔罐的方法效果会更好。用最小的真空罐，在此拔10~15分钟，只要不起水疱，可持续拔15分钟，隔几天拔一次。

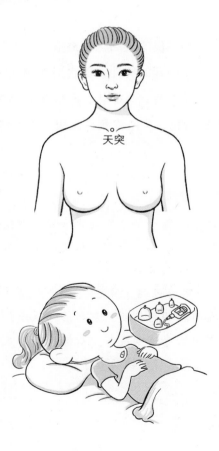

平时即使没有咽部症状，也可以经常用示指或中指点按，力度不要过大，这样做可通利咽喉，对预防咽部不适效果不错。

那位女教师采用这个方法治疗了一段时间之后，觉得咽炎症状有所缓解，讲课时也不用那么频繁地清嗓子了，但还没有彻底消除。我告诉她，这种迁延不愈的老病不可能一下子就能彻底治愈，至少现在已经初见成效，所以应继续坚持。

此外，我们还可以配合廉泉穴。廉泉穴在喉结上方，有利喉舒舌、消肿止痛的功效，主治急慢性咽炎、口舌生疮。可以对此部位进行揪痧。用拇指和示指蘸水，夹揪廉泉穴处的皮肤，到出痧为止，这样能祛瘀排毒、活血通络，效果很好，对于因为过食辛辣油腻之食引起的咽痛患者，尤其适用。

慢性咽炎通常是因为不良的生活习惯造成的，如长期熬夜，好食辛辣等，尤其有饮酒、抽烟喜好的男性，更容易患慢性咽炎，症状也会比他人稍重。平时，不论是否有咽炎症状，我们都应该注意饮食，尽量少吃或不吃辛辣刺激性的食物，多吃青菜、水果，以保持嗓子的湿润。

单阿姨暖心提醒

这里给大家推荐一个中药饮方——清咽饮。原料取乌梅肉、生甘草、沙参、麦冬、桔梗、玄参各30克。将原料捣碎混匀，放入保温杯中，用沸水冲泡，盖严，温浸1小时即可。乌梅性温，味酸，生津止渴，润咽喉；沙参、麦冬养阴润咽；桔梗、玄参清咽化痰；生甘草补脾益气，可用于治疗咳嗽痰多、心悸气短。几味中药合用，对慢性咽炎有很好的辅助治疗作用。

按揉三阴交，肥肝轻松疗

对症特效穴

三阴交穴：三阴交穴在足内踝尖上四横指，胫骨后缘的位置。采用拇指指腹按揉的方式刺激此穴，顺时针按揉，两对称穴位各3~5分钟。

功效：健脾益胃、调肝补肾、疏肝利胆、降低血脂。

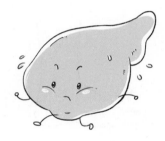

脂肪肝是指由于各种原因引起肝细胞内脂肪堆积过多的一种疾病。轻度脂肪肝患者早期可能没有任何症状，大多数早期患者都是在定期体检中偶然发现的，所以此病很容易被忽视。但如果脂肪肝持续时间较长，有的患者会出现疲乏感，中、重度脂肪肝会出现类似慢性肝炎的表现，如食欲不振、疲倦乏力、恶心呕吐、体重减轻、肝区或右上腹隐痛等。肝脏轻度肿大，有触痛感，少数患者可出现脾大的情况。当肝内脂肪沉积过多时，可使肝被膜膨胀，肝韧带牵拉，引起右上腹剧烈疼痛或压痛、发热等。较重的患者可能转变为肝硬化。

脂肪肝严重威胁着我们的健康，它已经成为仅次于乙型肝炎的第二大肝病。而且近些年来，由于人们生活水平的提高，社会压力的增加，日常锻炼的缺乏等因素，脂肪肝的发病率不断升高，且发病人群日趋年轻化。其中吃得越来越好、活动越来越少导致的营养过剩是引起脂肪肝的最常见因素，过多的能量转化为脂肪，沉积在肝细胞内，非常容易形成肥胖型脂肪肝。而常年嗜酒则容易引起肝脏代谢功能障碍，引发酒精性脂肪肝，所以在男性人群中，脂肪肝更多见，尤其是肥胖的男性。针对这一病症，除了前面介绍的按揉太冲穴保养肝脏、防治脂肪肝的方法外，还可以对三阴交穴进行按揉。三阴交穴在足内踝尖上四横指，胫骨后缘的位置。刺激此穴可采用拇指指腹按揉的方式，顺时针按揉，两对称穴位各3~5分钟，力度适中，以使穴位局部感到酸麻即可。刺激此穴具有健脾益胃，调肝补肾的功效。

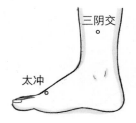

坚持把这两个穴位搭配起来按摩，就能够达到预防治疗脂肪肝的效果，并且还能起到行气活血、疏肝利胆、降低血脂、调节免疫力的作用。

中医认为，脂肪肝出现的根本原因是脾胃不好、气血不足，导致脏器无法正常地运化食物，使脂肪堆积形成。而三阴交穴通达脾、肝、肾三条经络，可以通调这三个内脏器官，有滋阴补肾、疏肝理气、调和气血的功效。按摩三阴交穴可以同时激活这三条经络，使它们气血畅通，从而达到排除毒素的目的，最终减轻脏腑负担，使功能恢复正常。

有一位30岁出头的小伙子，在参加工作后的七八年间体重猛增了30多斤，在单位组织体检时查出了中度脂肪肝，他感到难以接受，觉得脂肪肝是中年男性更容易得的疾病，自己虽然体重增加了，但原来就特别瘦，后来即使体重增加了也不是特别胖，平时也很少喝酒，怎么就得了脂肪肝呢？通过进一步了解，我得知到他因为工作的原因，经常需要加班，晚上11点多下班可以说是常事儿，由此也养成了晚睡的习惯，有时即便不加班也会熬到12点之后才睡。

于是我告诉他，久坐不运动会导致体内热量过剩，多余的热量会转化为脂肪储存在肝脏中，时间一长，肝脏脂肪含量就容易超标。晚上11点到凌晨3点是肝脏排毒的最佳时间段，这时熬夜的话，肝脏不但得不到休息，反而会加重负担，造成肝脏血流量不足，影响排毒，导致肝功能受损，因而身体容易生病。后来他按照我说的方法经常按摩穴位，也适当增加体育锻炼，症状有所减轻，第二年再次体检时，肝脏的检查指标基本保持在正常范围内了。

> **单阿姨暖心提醒**
>
> 脂肪肝患者平时要多注意饮食方面的控制，减少对热量较高的食物、糖类、盐类的摄入，适当多吃富含优质蛋白质、膳食纤维和维生素的食物。在这里给大家推荐一款食疗妙方——菊杞乌龙茶。取决明子20克，杭白菊3克，枸杞子10克，乌龙茶叶2克，用清水泡约10分钟，将泡好的原料连同水一起放入砂锅中大火煎沸，再转小火煎30分钟左右，取汁温服即可。

〔既祛痰湿又降脂，丰隆承山是首选

对症特效穴

丰隆穴、承山穴：丰隆穴在人体小腿的前外侧，外踝尖上九横指按压时有胀痛感的地方。承山穴在双腿微微施力跷起脚尖、小腿后侧肌肉浮起的下端凹陷处。刺激方法都是用示指指腹按揉的方式，顺时针按揉双腿两侧的丰隆、承山两穴，每穴各3~5分钟，力度以自身最大耐受力为宜，每天两次，早晚各一次。

功效：调脾理气，祛除痰湿，降血脂，清神志。

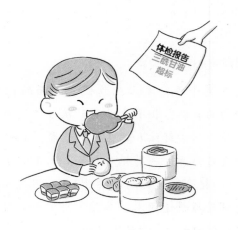

　　血浆中的脂类总称血脂，广泛存在于人体中，是生命必需的基础物质，但如果血脂偏高，就会给人体健康带来伤害。由于脂肪代谢运转异常，使血浆中一种或几种脂质（如油脂、糖脂、胆固醇等）高于正常值，称之为高脂血症，可表现为高胆固醇血症、高三酰甘油血症或两者兼有。高脂血症是临床常见病之一，多见于中老年人。但近几年，年轻患者的人数也大幅增加，这与他们不健康的生活习惯有很大关系。通常，患此症的人无明显症状，大多数人都是在体检时才发现，但也有的人会有头痛、眩晕、目干、心烦、胸闷等症状。高脂血症的危害在于，它是引起动脉粥样硬化疾病的主要危险因素，高脂血症还可能导致高血压、脂肪肝、冠心病等疾病的发生，所以一旦发现血脂偏高，绝对不能忽视。

高脂血症可分为原发性和继发性两类，原发性高脂血症与先天遗传有关，是由于基因缺陷导致的脂蛋白代谢异常；继发性高脂血症多继发于糖尿病、高血压、甲状腺功能低下、肥胖等疾病，或由嗜烟酒、饮食不当、体力活动过少、精神紧张等因素所致。

在中医上，本病属胸痹、眩晕等范畴，引发原因有饮食失节、脾脏功能衰退、情志不畅、肝气郁结、气滞血瘀、脉络阻塞等。所以，血脂异常的人应该一年四季健脾化湿，这是中医降低血脂的关键所在。针对此症，腿部有两个非常有效的穴位——丰隆穴和承山穴。

丰隆穴属足阳明胃经，具有和脾气、化痰湿、降血脂、清神志的作用，对治疗呕吐、头晕头痛、痰多等也有不错的效果。丰隆穴在人体小

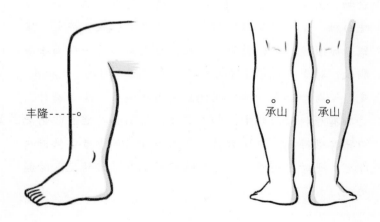

腿的前外侧，外踝尖上九横指按压时有胀痛感处即是。可采用示指指腹按揉的方式刺激丰隆穴，顺时针按揉双腿对称穴位各3~5分钟，力度适中，以感到腿部发热为宜。每天两次，早晚各一次。

承山穴属于足太阴膀胱经，具有调脾理气、疏经通络的功效，可由内而外地起到降血脂的效果，还能缓解便秘、痔疮、腿抽筋等现象。取穴时，取站姿，双腿微微施力踮起脚尖，小腿后侧肌肉浮起的下端凹陷处即是。刺激方法和丰隆穴一样，采用示指指腹按揉的方式，顺时针按揉双腿承山穴各3~5分钟，力度以自身最大耐受力为宜，每天两次，早晚各一次。

在坚持按摩的同时，日常要结合一定的体育锻炼，这样能够起到快速降血脂的目的。可以适当增加耐力型运动项目，如慢跑、爬山、游泳、打网球等。

> **单阿姨暖心提醒**
>
> 要想避免血脂持续升高，应多吃具有降脂作用的食物，如山楂、香菇、大蒜、洋葱、海鱼、绿豆等。少吃白糖、红糖以及精致甜食，如糖果、糕点、果酱、蜜饯、冰激凌、甜饮料等。在此，给大家推荐一味山楂消脂饮，对降血脂有较好的效果。取鲜山楂30克、生槐花5克、嫩荷叶15克、草决明10克、白糖适量。除白糖外，将所有原料放入锅中，加水煎煮，待山楂将烂时，用大勺将其碾碎，再煮10分钟，滗出液汁，加少量白糖调味即可，平时可当茶饮。这几味药材都有很好的化湿降脂功效。

哮喘就找定喘穴，按摩艾灸都妥帖

对症特效穴

定喘穴：定喘穴位于人体项背部，第七颈椎棘突下，大椎穴旁开0.5寸处，左右各一个。可以采用按摩的方法，用拇指推按定喘穴，每侧各1~3分钟，长期坚持，对治疗哮喘很有帮助。针对这个穴位也可以采用温和灸的方法，用艾条灸定喘穴5~10分钟，一天一次。

功效：此穴为经外奇穴，是一个治疗喘证的特效穴位，具有降逆平喘的功效，主治久咳哮喘、百日咳、肺结核等。

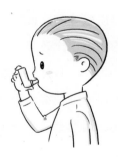

哮喘又叫支气管哮喘，是一种很常见的发作性变应性疾病，一般分为发作期和缓解期。发作前，常常有先兆症状，如咳嗽、胸闷或连续打喷嚏等，如不及时治疗，就可能很快出现气急、哮鸣、咳嗽、呼吸困难、多痰等症，患者常被迫坐起，两手前撑，两肩耸起，额部出冷汗，痛苦异常，严重者可见口唇和指甲发绀。发作数小时甚至数日才逐渐缓解。病情缓解后，症状可以完全消失。

哮喘可在任何年龄发病，而高危人群更应该提高警惕，增强防范意识，降低自身哮喘发作的风险。那么哪些人群容易引发哮喘发作呢？哮

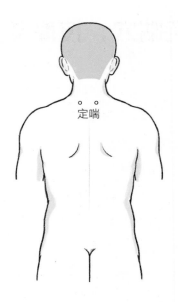

定喘

喘有一定的遗传倾向，通常，有变态反应家族史，有变应性鼻炎和变应性哮喘的患者，其后代更容易患哮喘。此外，免疫力低下，有风湿、糖尿病等疾病的患者患哮喘的概率也比较高。肥胖是诱发哮喘的一大危险因素，吸烟人群也容易患哮喘。一些外部环境常常会引发哮喘发作，诸如经常接触花粉、霉菌、工业污染及经常处在室内温度过高的环境，以及饲养、化工、制药等行业，因为空气中长期弥漫一些有害气体，也更容易成为哮喘发病的变应源。

定喘穴为经外奇穴，是一个治疗喘证的特效穴位，具有降逆平喘的功效，主治久咳哮喘、百日咳、肺结核等。它位于人体项背部，第七颈椎棘突下，大椎穴旁开0.5寸处，左右各一个。可以采用按摩的方法，用拇指推按定喘穴，每侧各1~3分钟，长期坚持，对治疗哮喘很有帮助。针对这个穴位也可以采用温和灸的方法，用艾条灸定喘穴5~10分钟，一天一次。如果能找到专业医师施以针灸的方法，则效果更好。具体方法是，让患者正坐位，或俯卧位，进行术前消毒，施术者手持毫针直刺0.5~1.0寸，并通过提插、捻转等手法，待患者此穴位处"得气"

后留针15分钟。如果一般患者在家利用此穴养生防病的话，采用按摩的方法即可，非专业人士没有受过专门的训练，不建议自行采用针灸方法。刺激此穴除了可以有效缓解咳嗽、气喘等呼吸系统疾病外，还可以有效预防和治疗颈背部的扭挫伤等病症。

　　我有一个女性朋友，她之前体质一直不是太好。有一次她出现了流鼻涕、打喷嚏等症状，一直当感冒治疗，两三个月都没好彻底，后来转化成了鼻炎，还引发了哮喘症状，这时才来找我。我便利用定喘穴帮她治疗，并给她点出了定喘穴的位置，嘱咐她回家后时常按摩，或用艾灸治疗。因为我这里病人特别多又经常出差，没办法天天帮她治疗，只好让她自己找家人操作。由于她的哮喘发作时间并不长，病邪还没有过于深入，大约一个月后，她的各种症状就减轻了。如果是迁延不愈的哮喘患者，采用此方法必然需要较长的时间来调理，但只要坚持下去，时间长了就会有疗效的。

> **单阿姨暖心提醒**
>
> 　　所有哮喘患者都应忌烟酒及刺激性食物，变应性哮喘患者还应忌食容易引起变态反应的食物，如鱼虾、牛肉、牛奶、鸡蛋、巧克力等，以免诱发疾病。

腰椎间盘有突出，三大穴位可灸除

对症特效穴

命门穴、腰阳关穴、腰眼穴：这三大穴位都在腰部、第4腰椎棘突附近的凹陷处，距离较近，用六连罐系在腰上艾灸，可同时刺激到这几个主要穴位。每次艾灸40分钟至1小时，每天1次即可。

功效：命门穴有培元固本、强健腰膝的作用，主治虚损腰痛等；腰阳关穴可祛寒除湿、舒筋活络，主治腰骶痛、下肢麻痹、类风湿、坐骨神经痛等；腰眼穴能够温煦肾阳、畅达气血，疏通带脉、强壮腰脊。

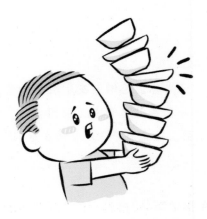

　　腰椎间盘突出症是骨伤科和推拿科最常见的病症之一，约1/5的腰腿痛患者都患有腰椎间盘突出症。其中男性多发，年龄大都在20～40岁。腰椎间盘突出症属于椎间盘发生退行性病变致使椎间盘的纤维环破裂和髓核组织突出，刺激和压迫相应的神经根和血管等组织而出现的一组症状。由于腰椎下部活动度大，承受力也大，故约80%的椎间盘突出症发生在腰$_{4~5}$和腰$_5$~骶$_1$间隙。该症会引起疼痛和行动不便，使患者的生活和工作受到严重影响。

腰椎间盘突出症患者分两种，第一种是办公室族，他们缺少运动，腰椎长期处于一种固定姿势，突然一动，这个固定姿势就会出现一些不适应，会让人觉得腰突然就"不好了"。其实这是长期的一种固定模式造成的，就像我们以长期的固定姿势写作、固定姿势玩手机、固定姿势用电脑，这些都会使我们的肩颈产生劳损。此外，腰椎有病灶点的人，还容易受到冷气的侵袭，然后就开始有不适感。第二，体力劳动者患腰椎间盘突出症的也很多，尤其是长期从事重体力劳动的人，由于腰部肌肉长期处于紧张状态，非常容易引发腰椎间盘突出症。还有一种是跌倒等引发的急性腰扭伤，如果处理不好会渐渐演变成腰椎间盘突出症，或腰椎的其他一些疾病。

但临床上遇到更多的是慢性腰椎疾病，由于长期劳损，或者长期形成的一种姿势导致腰椎间盘之间骨膜磨损，骨膜之间或者是增生，或者是加厚，或者是错位，这个治疗上就比较复杂。

可以采用有痛点就治痛点的方法，针对腰部几个相关穴位进行艾灸。腰部有命门穴、腰阳关穴、腰眼穴等，其中，命门穴有培元固本、强健腰膝的作用，主治虚损腰痛等；腰阳关穴可祛寒除湿、舒筋活络，主治腰骶痛、下肢麻痹、类风湿、坐骨神经痛等；腰眼穴能够温煦肾阳、畅达气血，疏通带脉、强壮腰脊。这几个穴位对治腰椎疾病都有很好的效果，而且都在腰部第4腰椎棘突附近的凹陷处，可以用六连罐系在腰上艾灸，可同时刺激到这几个主要穴位。对病灶部位艾灸40分钟至1小时，每天1次即可。如果腰椎疾病压迫到腿部，就会产生腰腿痛症状，可配合艾灸环跳、委中、承山等穴。

2003年，我治疗过一例腰椎间盘突出患者，他还不到30岁，是个退役军人，可能是由于长期的负重训练导致了腰椎损伤，不得不转业复员。他曾在当地医院治疗半年多，但始终效果不佳。后来他找到我，我就用上述方法，对他进行了6个疗程（60天）的治疗，基本解决了他疼痛、腰腿麻木的问题。

我认为，腰椎间盘突出症多因虚、邪、瘀引起，其病机为肾气不足、气滞血瘀、精气衰微、筋脉失养，或风寒之邪流注经络，或外邪瘀血积聚，所以选好穴位后，利用艾灸的方法来疏通经络、活血祛风逐湿，便可以使疾病得到较好的恢复。

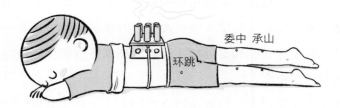

单阿姨暖心提醒

最好每次治疗后，都给患者按摩，可以使用按摩狗和按摩甲虫作为辅助按摩的工具。切记不要随意翻动患者身体。除了上述疗法以外，最好口服液体钙，因为多数人会因为缺钙而造成骨质疏松症，所以治疗此病，补钙也是十分必要的。

肾腧阿是温和灸，治膝止痛关节好

对症特效穴

肾腧穴、阿是穴：肾腧穴位于人体后腰部，当第二腰椎棘突下，左右两指宽处。阿是穴又名不定穴、压痛点，这类穴位一般都随病而定，没有固定的位置和名称，也就是人们常说的有痛便是穴。用隔姜灸分别在两侧肾腧穴施灸，患者可感觉热感向四周扩散并传至下肢，部分患者可感觉传至膝关节。再选择膝关节周围和局部压痛点等部位，用隔姜灸、单眼艾灸盒或艾条艾灸。也可以用自贴式艾粒，把2个或3个自贴式艾粒直接贴在肾腧穴及膝关节痛点或肿胀部位，一次性点燃，每次连续艾灸2～3壮。

功效：温经祛寒、行气活血；止痛化瘀。

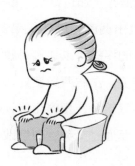

中医说"久站伤骨"，这个"骨"实际是指膝关节。膝关节炎在中老年人、肥胖者、糖尿病患者、因工作原因需要长期站立的人群中较为高发，另外有一些年轻女性爱美，在寒冷的冬季也经常穿着丝袜甚至露着腿，这样也容易引发膝关节炎。

膝关节炎在中医中属于肢节痛、肢节肿痛、痹证、痛风等病症范畴，在临床中是关节炎发病率最高的疾病，其引发的疼痛可为钝痛、刀割痛，夜间尤为加重。从中医辨证的角度来看，该病多为风湿、痰饮、瘀血流滞经络，或血虚不能养筋所致。另外，由于膝关节是人体运动最多的关节，体重过重、不正确的走路姿势、长时间下蹲、膝关节受寒也是导致膝关节炎的原因。因此防寒湿、保暖、避免膝关节过度劳累是预防膝关节炎的重要手段。

有一位40多岁的女性患者，上学时为追求美丽，大冬天也喜欢穿薄打底裤搭裙子，但这种打底裤保暖差，为膝关节的疼痛埋下了隐患。参加工作后，因为她从事的是教师工作，一天几节课基本都是站立授课，工作几年后膝关节就出现了问题，天冷或气候潮湿时，膝关节就疼，站得时间稍微长一些，膝关节就僵化、疼痛。为此她内服了不少药，还外用了一些膏药，虽说能缓解疼痛症状，却一直也没有大的好转。于是她经常上网搜寻好的治疗方法，有一次正好打开我的博客，看到很多患者利用我介绍的方法解除了病痛，觉得很欣喜，就咨询有没有针对她这种情况的治疗方法。我给她推荐了通过肾俞穴和阿是穴进行治疗的方法。

中医认为，肾有邪气出两膝，膝盖关节的疼痛往往和肾的寒气有关系，所以膝关节炎导致的疼痛可以通过肾俞穴来调理。此穴位于人体后腰部，当第二腰椎棘突下，左右两指宽处。可以采用艾灸的方法，因为艾灸可以温经祛寒、行气活血、止痛化瘀，一方面借艾灸热力来温通经络，调和气血；另一方面通过艾灸达到瘀散痛消、关节活动灵便的目的。用隔姜灸分别在两侧肾俞穴施灸，患者可感觉热感向四周扩散并传至下肢，部分患者可感觉传至膝关节。如果感觉不能传到膝关节，可以再点燃一根艾条放到"感传"路线的末端进行热感接续，将热感继续传导至膝关节。

阿是穴又名不定穴、压痛点，这类穴位一般都随病而定，多位于病变附近，也可以在与其距离较远的部位，没有固定的位置和名称。它的取穴方法就是以痛为腧，也就是人们常说的有痛便是穴。选择膝关节周围和局部压痛点等部位，用隔姜灸、单眼艾灸盒或艾条都可以。如果有热感或微热感并能顺着经络传出，再向四周扩散，这样效果就更佳。

也可以用自贴式艾粒，把2个或3个自贴式艾粒直接贴在肾腧穴及膝关节痛点或肿胀部位，一次性点燃，每次连续艾灸2~3壮。在艾灸的过程中也要注意"灸感"的传导。

艾灸每天1次，用直接灸法灸每个部位2~3壮，用温和灸时每个部位不少于40分钟。

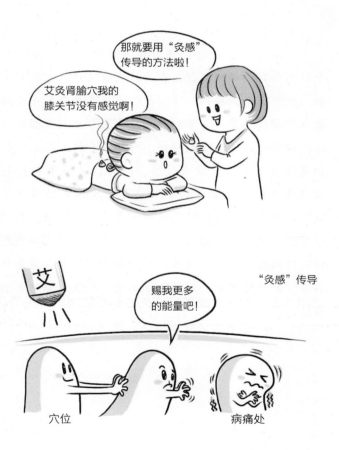

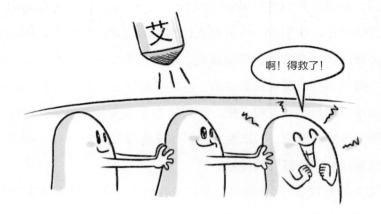

单阿姨暖心提醒

在治疗的同时要注意口服液体钙。事实上，人在各个时期都需要补钙，但是在身体健康没什么症状时，大多数人根本想不到补钙。等到身体出现各种关节疼痛时，才想到是否缺钙了。如果你长期患有关节痛、腰腿疼痛、风湿类疾病，我建议定期补钙。有些人会说，我也补钙了，但是这些疾病仍然没有改善。这是因为每个人对钙的吸收程度不同，就像我们吃饭，有些人的胃肠功能不好，吸收就很差。在补钙的同时，配合艾灸、导药、按摩等综合疗法，疾病就会好得快一些。如果你感觉疾病有明显好转，可以增加锻炼的项目，比如散步，这是最适合的锻炼项目，开始可慢走，然后逐步加快。记住，锻炼也要循序渐进。

治疗静脉曲张，离不开承山和涌泉

对症特效穴

承山穴、涌泉穴：承山穴位于小腿肚后的人字纹处凹陷的顶端，在我们足尖着地、足跟提起时尤其明显。每天点承山穴，两侧穴位都要点揉到，每侧3分钟左右。涌泉穴位于足底，在第一、二趾的趾缝和足跟连线的上中1/3的交点处，取穴时可蜷足，足前部凹陷处便是。操作前用热水泡脚20分钟，然后握拳，用示指或中指指间关节点分别点按两侧涌泉穴，每穴3分钟，一定要以产生胀痛感为度。

功效：舒筋活络、理气止痛、舒筋活络、扩张血管、降低血液黏稠度。

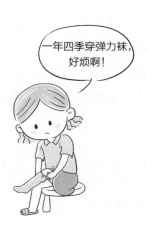

一年四季穿弹力袜，好烦啊！

曾经有一位年轻的女性朋友在我博客咨询，说她妈妈50多岁，患下肢静脉曲张已经有十多年了。之前做过一次手术，但效果并不理想，现在又严重了，医生还是推荐做手术，她妈妈觉得第一次手术效果不好还受了痛苦，就不想做。可是严重的静脉曲张使得她妈妈行动不便，为此又十分苦恼。做女儿的看妈妈痛苦难受，很是心疼，便上网到处咨询，看到我的博文后，就给我留言询问，请求我一定回复她。我便推荐了穴位养生的方法，因为对于静脉曲张的治疗，目前还没有特效药，只能依靠患者平时的自我保健和治疗。

静脉曲张是现代人常见的一种血管疾病，它与长时间负重、站立、下蹲、坐着等有直接关系。从医学角度来说，静脉曲张是指由于血液瘀滞、静脉管壁薄弱等因素导致的静脉迂曲、扩张。身体多个部位的静脉都有可能发生曲张，不过最常发生的部位在下肢。症状表现为，下肢静脉血管很粗而且像蚯蚓一样曲张，明显凸出于皮肤；下肢沉重、发胀、麻木、容易疲劳，脚背和内外踝部常有肿胀现象；皮肤有色素沉着、脱屑、瘙痒；肢体常常会出现针刺、奇痒、麻木、灼热等异样的感觉；表皮会有压痛感。

此病严重影响患者的生活，给生活带来了诸多不便。通常，患者需要经常穿弹力袜减轻症状，在运动、饮食和生活作息等方面也需要特别注意。例如久站或久坐之后，要有适当的休息，或是进行小腿的舒展运动，但运动时不能过于激烈。睡觉时，可将小腿垫高以促进静脉的血液循环等。除了这些，还可以依靠穴位按摩来缓解和治疗，这里给大家推荐两个比较好用的穴位——承山穴和涌泉穴。

承山穴位于小腿肚后的人字纹处凹陷的顶端，在我们足尖着地、足跟提起时尤其明显。此穴有舒筋活络、通畅理气、理气止痛、舒筋活络、消痔的作用，主治静脉曲张、足跟痛、痔疮等。可每天点揉承山穴，两侧穴位都要点揉到，每侧3分钟左右，没有四季和具体时间的限制，但一定要坚持较长时间。

涌泉穴位于足底，在第一、二趾的趾缝和足跟连线的上中1/3的交点处，取穴时可蜷足，足前部凹陷处便是。涌泉穴有助于扩张血管、促进血液循环，降低血液黏稠度，主治静脉曲张、晕厥、高血压、肾虚等症。针对此穴，最好用按摩的方法。操作前用热水泡脚20分钟，然后握拳，用示指或中指指间关节点分别点按两侧涌泉穴，每穴3分钟，一定要以产生胀痛感为度。然后可以趴在床上，让家人用手掌掌根从患者的脚踝开始沿着小腿后面向上推，要有一定的力度，推的时候以感到一种酸胀感为度，这样单方向反复做15次。然后再点按双侧承山穴各3分钟。

此外，晚上可以常用艾叶煮水泡脚，或者睡觉前，在足底涌泉穴部位分别绑一个艾灸罐进行艾灸，每周1～2次，每次30分钟，长期坚持也会有不错的效果。

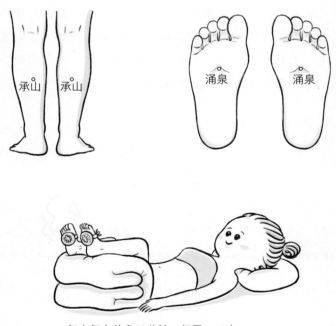

每次每穴艾灸30分钟，每周1～2次。

从中医来讲，静脉曲张是因为有瘀血，治疗时需要活血化瘀，所以也可以沿着血管艾灸，在患处重点点刺放血，这样会使血液循环加快，改善瘀阻的状况。如果自己不敢操作的话，可以到专业的中医门诊进行治疗。

单阿姨暖心提醒

　　中医治疗下肢静脉曲张的方法很多，这里给大家推荐一个熏蒸法。取当归、川芎各15克，川牛膝、红花、桃仁、透骨草、鸡血藤、艾叶各10克。药材入砂锅加水浸泡40分钟，然后大火煮沸，改小火煎30分钟取汁，趁热熏蒸下肢。每日2次，每次20分钟。需要注意的是，熏蒸的部位与药液要保持距离，防止烫伤。用中药熏蒸法治下肢静脉曲张，主要是通过药物的蒸发使药气直接作用于患处，可促使瘀滞的脉络得以通畅，恢复正常血液循环。上面方子中的用药都有活血通络、化瘀止痛的功效，对治疗静脉曲张有很好的效果。

男人女人烦心事，不声不响解决掉

第四章

男人女人烦心事，
不声不响解决掉

除了前面那些人人都有可能遇上的麻烦，男人和女人还各有各的烦恼，那就是生殖系统的疾病。很多人患上这类疾病后，都不愿意去医院就医，这更容易加重病情。对此，建议大家一定要摒弃传统思想，及时去医院就医检查，在确诊病症后，利用穴位进行辅助调理，通常会产生很好的效果。

卵巢囊肿灸关元，轻松养成美娇娘

养生特效穴

关元穴：关元穴位于脐下三寸处。用艾灸盒在关元穴处来回灸15~20分钟，灸到皮肤出现红晕为度。隔天灸一次。艾灸时，注意避开月经期。艾灸后，两个小时内不要碰冷水，不要洗澡，尽量远离风大寒冷的环境。

功效：培补元气、导赤通淋。

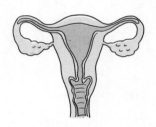

我们都知道，女子以肝为先天，以血为本。肝血充足、肝气畅通，人就不容易生病。一旦肝血不足，气滞血瘀，各种妇科疾病也就随之而来。其中，最常见的妇科疾病就是卵巢囊肿。这种病大多是由于人体内分泌失调或肝气郁结、肝血不足引起的。生活中的不良习惯，如压力大、思虑过度、爱发脾气、生闷气、作息不规律、不注意保暖、贪凉饮冷、经期不注意保养等，都容易造成卵巢囊肿。我们可别小瞧了卵巢囊肿的危害，它可能并发卵巢肿瘤、蒂扭转、破裂出血等并发症，还在一定程度上影响女性的生育功能。

有个中年女性就在我博客里留言，说因输卵管堵塞，多年来一直没有怀孕。随着年龄越来越大，怕以后受孕更难，打算做试管婴儿。后来她到医院做B超检查，结果查出小腹内有一个坚实、无痛的肿块。医生告诉她，这是卵巢囊肿。于是她准备先在家里调养几个月，等年底再去做试管婴儿。但在这段时间，她总感觉小腹疼痛、白带色黄还增多、白带异味、月经也不正常，问我有什么好办法可以帮助解决这些烦恼。

我给她的建议就是艾灸关元穴。我们中医上讲："针必三里，灸必关元。"关元穴在人体肚脐下面，具有培元固本、补益下焦的功效，是治疗卵巢囊肿的特效穴。取穴时，将示指、中指和无名指并拢，横放在肚脐的正下方，距肚脐三指处就是关元穴。可用艾灸盒在关元穴处来回灸15~20分钟，灸到皮肤出现红晕为度，隔天灸一次。由于艾灸本身有通经活络、消肿散结、去湿逐寒的作用，经常这样灸会觉得小腹内总有暖洋洋的感觉，腹部不胀痛了，白带也正常了，囊肿块也变小了。但有几点要注意，不要在月经期间艾灸关元穴。艾灸后，两小时内不要碰冷水，不要洗澡，要远离风大寒冷的环境。这位女士坚持这样灸了几个月，身上那些妇科疾病就痊愈了。

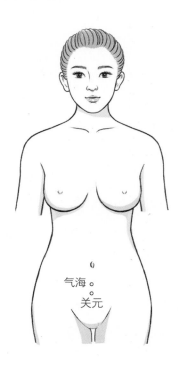

　　按摩气海穴对治疗卵巢囊肿也有很好的效果。气海穴在肚脐正下方1寸半处，具有生发阳气的功效。每天按摩气海穴一次，每次5~7分钟，以这个穴位处有酸胀、发热的感觉为好。经常这样按摩，可以起到调经理气、增强卵巢功能的作用。

　　除了气海穴，在曲骨穴处按摩也有助于治疗卵巢囊肿。此穴在腹下部耻骨联合上缘上方的凹陷处。每天按压曲骨穴处一次，每次3~5分钟，每分钟按压20~25下，可以起到调经理气、活血化瘀的作用。

> **单阿姨暖心提醒**
>
> 　　卵巢囊肿患者应注意，在月经期间，禁止一切剧烈的体育活动和重体力劳动；同时注意控制自己的情绪，不要生闷气，因为不良情绪容易导致内分泌失调，加重病情发展。此外，要严禁烟酒及辛辣刺激性食物。

宫颈炎，伤不起，阴陵泉穴来调理

养生特效穴

阴陵泉穴：位于小腿内侧，胫骨内侧缘与胫骨内侧下缘之间的凹陷处。我们可以在阴陵泉穴处刮痧，刮痧前可以在皮肤上均匀地涂抹刮痧油，再手持刮痧板，将拇指放在刮痧板的一侧，余下四指放在另一侧，使刮痧板与阴陵泉穴处皮肤表面呈45°角。将刮痧板较薄的一侧放在阴陵泉穴处，利用手腕的力量下压，按同方向在阴陵泉穴处直线往复刮拭。刮拭时，用力要均匀，不要太大，以阴陵泉穴处有酸胀、发热、不疼痛的感觉为好。刮完痧，不要立即洗澡，最好两个小时后再洗。

功效：清利湿热、通经活络、益肾调经、健脾理气。

腰痛，小肚子也痛，难受！

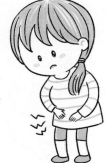

在女人的体内，有一间珍贵的小房子，那就是子宫。子宫与阴道连接的部位叫作宫颈，宫颈就像这间房子的门，千万不要小瞧了这道"门"，约80%有性生活史的女性就在这儿出了健康问题。最常见的宫颈问题就是慢性宫颈炎。得了这种病的患者常感到腰痛、小肚子痛、白带增多并呈黏稠或脓性黏液状，有时还伴有血丝。在中医看来，这些不良症状主要是由于体内湿邪过重引发的。生活中的不良习惯，如不注意个人卫生、性生活较频、经期性生活、多次人工流产、经常用碱性肥皂洗阴部、用的卫生巾或护垫不合格等，这些都容易引发慢性宫颈炎，并加重病情。长期患有慢性宫颈炎或宫颈炎久治不愈的女性，不但会降低受孕概率，还会出现尿频、排尿困难等泌尿系统感染的症状。严重时，还可能会患上宫颈癌，威胁生命健康。

有一次我遇到一位年轻妈妈，她说自己生下宝宝后，出现白带异常、下腹疼痛等症状，去医院检查，医生诊断为宫颈炎导致的症状，并开了一些外用药，可用了很长时间，还是时好时坏。这样一直持续了两三年。后来赶上放开"二胎"政策，她老公又喜欢孩子，希望她再生一胎。她非常理解老公的心情，可是因为这个病总好不彻底，她心情很是低落，根本没心思考虑生"二胎"的事，就问我有没有办法调养好她患的宫颈炎。

我建议她在阴陵泉穴处刮痧。阴陵泉穴是治疗慢性宫颈炎的特效穴，具有清利湿热、通经活络、益肾调经、健脾理气的功效。经常在阴陵泉穴处刮痧，有助于排出体内湿邪。在小腿胫骨内侧与胫骨内侧下缘中间，可以用手摸到一个明显的凹陷，这就是阴陵泉穴。每隔一天在这个穴位上刮痧一次，刮痧前，可以在此穴皮肤上均匀地涂抹刮痧油或润

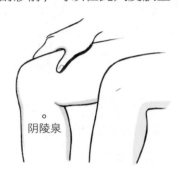

阴陵泉

肤乳。然后手持刮痧板，将拇指放在刮痧板的一侧，另外四指放在刮痧板的另一侧，使刮痧板与阴陵泉穴处皮肤表面呈45°角。比画好手势后，将刮痧板较薄的一侧放在阴陵泉穴处，利用手腕的力量下压，按同方向在阴陵泉处直线往复刮拭。刮拭时，用力要均匀，不要太大，以阴陵泉穴处有酸胀、发热、不疼痛的感觉为好。刮完痧，记得不要马上洗澡，最好两小时后再洗。这位妈妈就这样刮了几个月，白带正常了，小腹也不痛了，就连月经也慢慢恢复正常了。过了一段时间给我打电话报喜，说我介绍的方法真管用，困扰她好几年的难言之隐消除了，她心情渐渐好转，已经成功怀孕了。

单阿姨暖心提醒

预防慢性宫颈炎，女性要养成良好的生活习惯，每日用温水清洗外阴，不用不洁净的洗浴用具，避免使用他人的毛巾、浴盆等。积极锻炼身体，增强体质，提高个人抵抗疾病的能力。因为子宫颈上几乎没有痛觉神经分布，即使宫颈有了问题，女性自身并没有太多不适感，所以女性要定期做妇科检查，以便及时发现宫颈炎症，及时治疗。注意经期卫生，应使用合格的卫生巾及护垫，经期要注意休息，禁止在经期游泳，禁止经期性生活。及时采取有效的避孕措施，降低人工流产的发生率，以减少宫颈人为的创伤和细菌感染的机会。若患有性传播疾病，包括梅毒、淋病、滴虫病等，夫妻双方必须同时治疗，而且必须治疗彻底。

艾灸子宫穴，祛寒不痛经

养生特效穴

子宫穴：子宫穴位于下腹部，当脐中下4寸，中极旁开3寸。可采用艾灸法，在距离子宫穴2~3厘米处直接点燃艾条，温和灸子宫穴10~15分钟。我们也可以辅助按摩以增强效果。用示指指腹和中指指腹按揉子宫穴2~3次，每次3~5分钟，每分钟按揉40~60下。

功效：调经理气、活血化瘀。

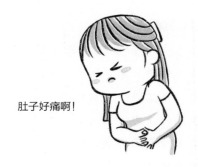

肚子好痛啊！

很多女性朋友都非常怕来月经，因为月经来临时往往发生痛经。痛经的常见症状有腰酸、呕吐、腹泻、恶心、腹痛等，这种情况在女性中出现的比例很大。痛经分为原发性和继发性两种。原发性痛经多指生殖器官无明显病变者，又称功能性痛经，这种痛经在正常分娩后疼痛多可缓解或消失；继发性痛经多因生殖器官器质性病变所致。痛经的女性一般也会有身寒体虚的情况，这些情况都会影响怀孕，因此，关注痛经、积极治疗痛经对女性具有重大的意义。

治疗痛经，主要是从"通"字下手，因为痛经主要是由于体内气血运行不畅或气血亏虚，从而导致气滞血瘀所造成。所谓"痛则不通"，只有有效地调经理气、活血化瘀，才能缓解痛经。子宫穴就是治疗痛经的特效穴，经常刺激这个穴位可以起到很好的调经理气、活血化瘀的效果。

有位女性患者，从小体质较差，月经也一直不正常，还有痛经的问题，每次来月经，小腹和腰部就痛得难以忍受，整个人茶饭不思，每天没精打采的。她看过西医，医生开了点止痛药，起初吃着还有点效果，至少不那么痛了，可是每次来月经都靠吃止痛药的话，她又怕对身体产生伤害，而且也无法彻底消除。后来她又去看中医，可是吃中药调理也没有什么效果。因为痛经，她每次都很怕来月经。

我了解情况后，便给她在子宫穴艾灸，并嘱咐她回家也要坚持每天在此穴艾灸一次。这个女孩坚持了三四个月后就不痛经了，可见艾灸子宫穴对缓解痛经是非常有效的。子宫穴是经外奇穴，在下腹部。找穴时，将除拇指外的四根手指并拢，横放在肚脐正下方，在小指腹与腹中线相交处，旁开3寸的地方就是子宫穴。痛经时，我们可以换上宽松的衣服，在距离子宫穴2~3厘米处直接点燃艾条，温和灸子宫穴10~15分钟，以子宫穴处感到温热、没有灼痛感为宜。为方便起见，也可以用单眼艾灸盒，一边一个同时灸。由于艾灸子宫穴能够促进气血通畅，因此初次在经期艾灸时，可能会增加经血量，这属于正常反应。以后再艾灸，经血就会减少至正常的量，肚子也会更舒服些。

除了艾灸外，我们也可以辅助按摩以增强效果。每天用示指指腹和中指指腹按揉子宫穴2~3次，每次3~5分钟，每分钟按揉20~30下。

经常按摩归来穴效果也不错。归来穴距子宫穴很近，位于脐中下4寸、旁开前正中线2寸处，左右各一个，具有活血化瘀、调经止痛、通经活络的功效。每天我们可以用示指指腹按揉这个穴位一次，每次5~7分钟，每分钟按揉40~60下，直到归来穴处皮肤出现潮红为止。

大家较熟悉的三阴交穴也可以用来治疗此症。三阴交穴也叫"妇科三阴交"，几乎所有的妇科疾病都可以通过刺激这个穴位来调理。它在小腿内侧，踝关节上3寸处。平时可采用按压、掐、揉等方法进行刺激，每按摩半分钟休息10秒，两侧各按压3~5分钟。长期坚持按摩三阴交穴，可以健脾益血、调肝补肾、安神助眠。

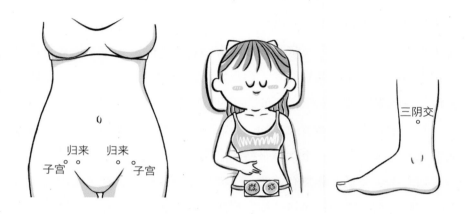

单阿姨暖心提醒

在月经期间，女性朋友在饮食上要特别注意，最好不要吃寒凉食物、油炸食物、辛辣刺激性食物、高糖类食物以及阻碍铁元素吸收的食物。另外，很多女性在经期都喜欢喝红糖水，红糖具有益气、补血化瘀、散寒止痛等功效，在经期前几天喝温热的红糖水能在一定程度上缓解痛经症状，但要注意阴虚内热、消化不良、糖尿病患者不宜饮用。

阴陵泉穴除霉菌，阴道炎消无踪影

养生特效穴

阴陵泉穴：阴陵泉穴在小腿内侧，胫骨内侧下缘与胫骨内侧缘之间的凹陷处。每天可以在阴陵泉穴处拔罐一次，留罐10~15分钟。起罐后，要远离风大寒冷的环境，两个小时内也不要接触凉水。另外，在起罐后，阴陵穴处的皮肤可能会出现红肿和瘙痒，千万不能用指甲等尖利不卫生的东西去抓挠，以免皮肤感染。待到红肿消除之后，可以辅助按摩阴陵泉穴，以增强效果。也可以用拇指按压、揉掐阴陵泉穴，先按压2~3分钟，再顺时针方向和逆时针方向交替揉掐2~3分钟，以阴陵泉穴处有酸胀、发热的感觉为好。

功效：清利湿热、健脾理气、益肾调经、通经活络。

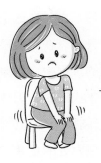

下体好痒啊！

女人如娇美的花朵，若不幸感染上霉菌性阴道炎，那整个生活就会被蒙上一层阴影：外阴、阴道瘙痒，白带增多、呈白色稠厚豆渣样，阴道黏膜糜烂，下体异味，并可能伴有尿频、尿痛、性交痛等，这主要是念珠菌引起的。白色念珠菌是一种条件性致病菌，通常10%~20%的未怀孕女性及30％的孕妇阴道中都有此菌寄生，但菌量少，不至于引起不适症状，只有当全身及阴道局部免疫力下降，尤其是局部细胞免疫力下降时，白色念珠菌才会大量繁殖，由此引发阴道炎症状。

霉菌性阴道炎主要是因为湿热在体内郁结，加上外感毒邪所致。湿热是内因，毒邪是外因，内外因相互作用使病情缠绵。现代人很多的不良习惯都容易导致霉菌性阴道炎反复发作，比如有不少女性喜欢穿紧身裤，而女性下体本来就阴暗潮湿，过紧的裤子会令下体不通透，增加女性患阴道炎的机会。还有些女性不注意个人卫生，兼之性生活较为频繁，也容易引发霉菌性阴道炎。

有一位网友已经患霉菌性阴道炎两年了，症状严重。去医院看过很多次，也吃了不少药，还用过外用的塞药、洗药，甚至雾疗都尝试过了，但疾病还时常复发。于是给我留言，询问有什么好方法可以帮助她摆脱这些烦恼。

我建议她试着在阴陵泉穴处拔罐。阴陵泉穴是除湿大穴，也是治疗阴道炎的特效穴。此穴在足太阴脾经上，具有清利湿热、健脾理气、益肾调经、通经活络的功效，可保养子宫和卵巢功能。找穴时，把示指放在小腿内侧的胫骨内侧髁后下方，在这个地方可以摸到一个凹陷处，这就是要找的阴陵泉穴。每天可以在阴陵泉穴处拔罐（气罐）一次，每次留罐10~15分钟。在拔罐的过程中，如果发现罐壁结了一层雾气，这说明正在排出体内湿热。由于拔罐时，阴陵泉穴处的皮肤毛孔都处于张开状态，因此起罐后，要远离风大寒凉的环境，两小时内不要接触凉水。另外，在起罐后，阴陵泉穴处的皮肤可能会出现红肿和瘙痒，千万不能用指甲等尖利或不卫生的东西去抓挠，以免感染皮肤。待到红肿消除后，可以辅助按摩阴陵泉穴，以增强效果。用拇指按压、揉掐阴陵泉穴，先按压2~3分钟，再顺时针方向和逆时针方向交替揉掐2~3分钟，以阴陵泉穴处有酸胀、发热的感觉为佳。

除了阴陵泉穴，平日我们也可以按摩刺激关元穴，效果也不错。关元穴位于脐下3寸处，有培元固本、补益下焦的功效。按摩时，将两手搓热，放在关元穴处，用手掌摩搓关元穴3~5分钟，每分钟摩搓20~30圈。

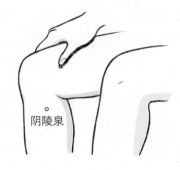

阴陵泉

单阿姨暖心提醒

女性朋友平时要注意保持外阴干燥，常换洗棉质内裤。在阴道炎痊愈前，如果有性生活，尽量使用避孕套，以免发生交叉感染。另外，平日尽量不喝寒凉的饮料，不吃辛辣刺激性的食物，因为这些不良习惯都是引发霉菌性阴道炎的潜在致病因素。

〔治疗盆腔炎，离不开关元和三阴交

养生特效穴

关元穴、三阴交穴：关元穴位于脐下3寸处。三阴交在小腿内侧足内踝尖上3寸，胫骨内侧缘后方。用于治疗盆腔炎，可用点燃的艾条在关元穴和两侧的三阴交处艾灸，每个穴位艾灸时间不要少于30分钟，隔天灸一次。根据自身适应程度，可以适当延长艾灸时间。艾灸完，记得保暖，远离寒凉风大的环境。

功效：补益气血、清热除湿、活血化瘀、通经活络。

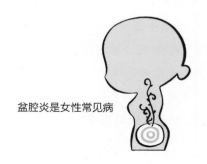

盆腔炎是女性常见病

很多女性患慢性盆腔炎多年，白带异常、味难闻，私处痒，小腹坠痛，腰酸痛，月经前两三天就开始胀肚子。有此类症状的女性往往情绪也不太好，动不动就发火动怒，使得病情反复发作，整个人萎靡不振。有人就想，这种病既然跟炎症有关，口服消炎药应该有效果，可这样一来就把病情给耽误了。每个人体质不同、病情不同，具体治疗方法也会不一样，如果想借助药物治疗的话，应到医院就诊。

实际上，慢性盆腔炎难以治愈，需要慢慢调养。中医认为，这种病主要是因为湿热邪毒入侵盆腔，造成气血瘀滞引起的，因此女性除了平日里多注意个人卫生、勤换内裤、勤洗私处外，还要注意活血化瘀、通经活络。

　　有位慢性盆腔炎患者，因为多次做人流手术，加上没有保养好身体，结果患上了慢性盆腔炎。患病后她吃了很多药物和补品，但病情始终没有明显好转。到医院去检查，医生告诉她如果想怀孕，要先把妇科疾病调理好。我告诉她，可以在关元穴和三阴交两个穴位处艾灸，经常刺激这两个穴位可以起到活血化瘀、通经活络的作用，对治疗慢性盆腔炎效果非常好。她这样治疗了几个月后，之前那些烦人的症状就渐渐消失了。

　　关元穴和三阴交是治疗慢性盆腔炎的特效穴，尤其是三阴交，它是出了名的妇科穴位，具有调肝补肾、健脾益血、补益气血、清热除湿的

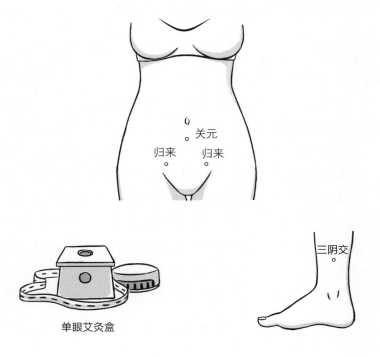

单眼艾灸盒

功效，几乎所有的妇科疾病都可以通过刺激这个穴位来调理。而关元穴具有培元固本、补益下焦的功效，中医上讲它是女子蓄血之处，刺激此穴可以有效改善盆腔气血瘀滞的现象。关元穴位于脐下3寸处，三阴交在小腿内测、踝关节上3寸，轻轻按起来会有酸痛感。可用点燃的艾条在关元穴和两侧的三阴交处艾灸，每个穴位艾灸时间不要少于30分钟，隔天灸一次。根据自身适应程度，可以适当延长艾灸时间。艾灸完，记得保暖，远离寒凉风大的环境。除此之外，平日里还要记得少吃辛辣生冷食物，避免久坐不动，少穿紧身衣服，适当节欲，来月经时更是要注意个人卫生。

除了关元穴和三阴交，平时我们也可以按摩刺激归来穴，效果也不错。归来穴在人体下腹部，当脐中下4寸，旁开前正中线2寸，左右各一个，具有活血化瘀、调经止痛、通经活络的功效。用两手中指指腹，同时按住两侧归来穴，先顺时针方向按揉2~3分钟，然后逆时针方向按揉2~3分钟，以归来穴处有酸胀、发热的感觉为好。

单阿姨暖心提醒

慢性盆腔炎对女性伤害很大，因此我们要从日常生活中进行预防。对于未生育的妇女来说，最重要的是避免计划外怀孕而做人工流产，在三期（月经期、妊娠期和产褥期）内严禁性生活。平日里还要注意避免久坐不动。对于已生育的女性来说，要保持个人卫生，避免盆腔感染。饮食上可以多吃些奶制品、苹果、大枣、虾仁、鱼、山药、薏米等营养丰富的食物。要多参加户外运动，提高自身免疫力。

隔姜艾灸屋翳穴，疏通乳腺不增生

养生特效穴

屋翳穴：屋翳穴在胸前第二肋骨间隙，旁开前正中线4寸处。用于治疗乳腺增生，可采用隔姜灸的方法。先切1元硬币厚度的姜片，用牙签扎一些孔。再将底座直径大约3厘米的艾炷放在切好的姜片上，点燃艾炷，使其有热感。在屋翳穴处艾灸10~15分钟，两侧穴位交替进行，隔天灸一次，每次3～4炷，以使屋翳穴处皮肤潮红湿润为度。不艾灸的时候，可以辅助按摩屋翳穴。

功效：宽胸理气、疏通经络。

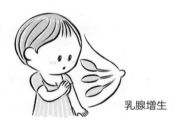

乳腺增生

　　乳腺增生，简单来说，就是乳房内长了肿块。同时，患者还会感到疼痛。这种疼痛起初为胀痛，乳房外上侧及中上部触痛较为明显，月经前疼痛会加剧，行经后疼痛会变弱或消失。病情严重的人在经前经后都会有持续性疼痛，甚至有些人不能确定到底是不是乳房痛，因为这种疼痛有时会向腋前、肩背部、上肢等处放射。乳腺增生主要是由于肝郁气滞、气血运行不畅造成的。早期的乳腺增生患者可以通过自我调养，几年就能痊愈，如果等到病情严重了，有可能发展成乳腺癌，因此我们要及时治疗。

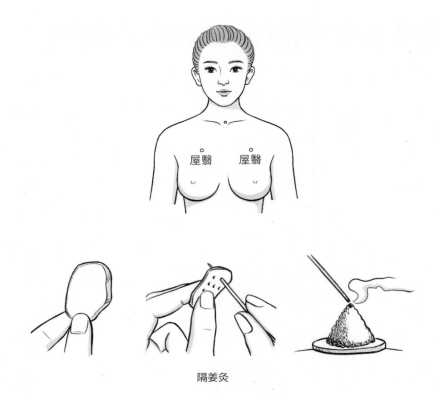

隔姜灸

　　曾经有位患者找我，说服药6个多月没效果，中药和西药结合又吃了6个多月后，倒是有一点效果，但药一停效果就不好。这个患者吃了很多药，但仍然经常感到一边乳房有胀痛或发热痛，非常痛苦。时间一长，她在对药物失去信心的同时，还睡不好觉了，整个人的情绪也不好，除了乳腺痛，还经常乱发脾气，使得周边人笑话她"天天来大姨妈"。最后她来找我，说自己不想再靠药物来治疗了，问有什么自然方法可以推荐。

　　我建议她尝试艾灸屋翳穴。屋翳穴是治疗乳腺增生的特效穴，具有宽胸理气、疏通经络的功效，可疏肝解郁、行气活血。这个穴位找起来需要些小技巧。我们可以用手摸到第二肋骨，在距离前正中线4寸处，轻轻按压会有酸胀感，这就是要找的屋翳穴。

找到穴位后，在此处隔姜灸，效果最好。治疗时，先切1元硬币厚度的姜片，用牙签扎一些孔。再将底座直径大约3厘米的艾炷放在切好的姜片上，点燃艾炷，使其有热感。在屋翳穴处艾灸10~15分钟，两侧穴位交替进行，隔天灸一次，每次3~4炷。如果有灼痛感产生，这时候可以将姜片提起，远离皮肤片刻，等感觉皮肤恢复正常后，再放下继续灸，反复进行，以屋翳穴处皮肤潮红湿润为度。不艾灸的时候，可以辅助按摩这个穴位，效果会更好。用示指指腹按揉屋翳穴，先顺时针方向按揉2~3分钟，再逆时针方向按揉2~3分钟，以使屋翳穴处有酸胀、发热的感觉为宜。这位患者坚持了几个月后，发现乳房内肿块变小了，疼痛也减轻甚至消失了。

平日里患者还可以按摩离屋翳穴不远的天溪穴，效果也不错。天溪穴是在第4根肋骨间隙，旁开前正中线约6寸处。经常按摩这个穴位可以起到宽胸通乳、安神理气的效果。按摩手法很简单，可以轻轻按揉天溪穴3~5分钟，每分钟50~60下。

单阿姨暖心提醒

乳腺增生是典型的"情绪病"，女性朋友在平日里应该保持心情舒畅，适当减轻生活和工作压力，多与好朋友出去放松，丰富日常生活，保持良好的睡眠和规律的生活，还应加强锻炼，提高自身免疫力。在月经期间，不要生气发怒，也不要吃寒凉食物，避免饮酒。

解决前列腺炎，灸肾腧是绝招儿

养生特效穴

肾腧穴：肾腧穴位于腰部第二腰椎棘突左右旁开1.5寸处。如患有前列腺炎，可对此穴进行艾灸。具体方法是把艾条点燃，在距肾腧穴2~3厘米处开始艾灸，每次灸20~30分钟，隔天灸一次，两侧交替进行。

功效：补益肾元、行气通络、温补肾阳。

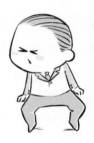

有很多男性患者深受慢性前列腺炎所扰，这种病的主要症状是阴囊潮湿，因此到了闷热的夏天，很多患者都不敢在外面长时间走路，走路时间长了，大腿内侧就会因为潮湿而擦掉皮，很是痛苦。除此之外，这种病还会影响泌尿生殖系统，常表现出尿频、尿急、尿痛、排尿困难、下腹部疼痛、性功能减退等症状，让患病男性苦不堪言，性生活能力下降。另外，这种病治疗起来也需要很长时间，患者常感到痛苦，甚至会病急乱投医，最后还往往收不到很好的疗效。

其实，慢性前列腺炎大多是由肾元亏虚造成的，基本病机是三焦与膀胱气机不利。生活中的不良习惯，如抽烟饮酒过度、熬夜、性生活较频、长时间骑车或久坐不动、憋尿、受凉、饮食辛辣都容易伤肾，造成肾元亏虚。一旦肾元亏虚，人就容易出现发困乏力、心神不宁、睡眠多梦、头晕目眩、记忆力减退等症状。如果这时候还不注意保养，那就可能会诱发疾病，比如慢性前列腺炎。

针对慢性前列腺炎，我推荐刺激肾腧穴。肾腧穴是治疗慢性前列腺炎的特效穴，它在足太阳膀胱经上，具有补益肾元、行气通络、温补肾阳的功效。我们可以采用俯卧的姿势，示指和中指并拢，放在第二腰椎棘突下，向左右旁开二指宽处就是要找的肾腧穴。找到穴位后，可以用艾灸的方法来刺激肾腧穴，这样可以更好地起到补肾壮阳、温通三焦与调节膀胱气机的作用。通常应在吃完晚饭两小时后进行艾灸，把艾条点燃，在距肾腧穴2~3厘米处开始艾灸，每次灸20~30分钟，隔天灸一次，两侧交替进行。等到病情减轻些，可以把艾灸时间改为每隔2~4天灸一次。

除了艾灸肾腧穴，平日多按摩关元穴，效果也不错。关元穴位于脐下3寸处，有培元固本、补益下焦的功效。每天我们可以按压关元穴2次，每次3~5分钟，每分钟按压40~60下。按压时，力度由轻到重，但要在自己可承受范围内，以关元穴处有胀痛的感觉为好。

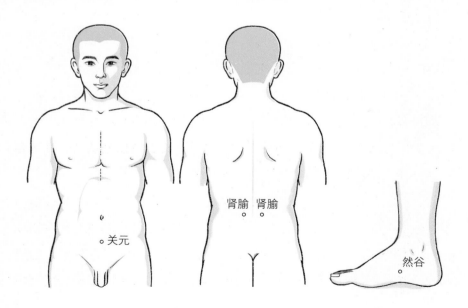

用手指或按摩棒点压然谷穴效果也不错。然谷穴是肾经的荥穴，具有益气固肾、清热利湿的功效。在足内侧缘，足弓弓背中部靠前的位置，可以摸到一个骨节缝隙，这就是然谷穴，按起来会有酸胀疼痛之感。每天睡前可以使劲儿按压然谷穴50~60下，对治疗慢性前列腺炎和睡眠多梦有很好的效果。

单阿姨暖心提醒

慢性前列腺炎治疗起来需要花时间，因此患者一定要坚持艾灸肾腧穴和按压关元穴、然谷穴。另外，平时还要注意休息，适当减轻工作压力，尽量不要熬夜，饮食忌辛辣。如果长期便秘，一定要结合特效穴位调理，因为便秘也容易诱发慢性前列腺炎。

肾虚遗精有秘方，按揉志室可治防

养生特效穴

志室穴：志室穴位于第二腰椎棘突下方，左右旁开3寸处。肾虚遗精患者每天可以用示指按揉这个穴位一次，先顺时针方向按揉5~8分钟，再逆时针方向按揉5~8分钟，中间每按揉2分钟就停半分钟。两侧穴位交替按揉，每分钟频率40~60下。力度由轻到重，直到此穴产生酸胀、发热的感觉为止。

功效：益肾固精、补肾助阳、疏通经络。

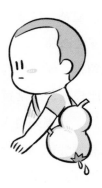

男孩到了青春发育期，睾丸不断分泌大量的雄激素，同时产生大量精子，精子与精浆共同组成精液。精液不断积聚在输精管内，达到饱和状态时，人就会出现遗精，这就是我们常常说的"精满则自溢"的现象。对于青少年而言，这是一种常见的生理现象，只要不是特别严重，就不必过于担心。对于成年人而言，出现遗精主要原因在于肾亏，因为肾主藏精，如果肾气虚衰，藏精的功能减退，就会导致精的无故流失，出现遗精。遗精并不都是因为疾病引发的，正常的年轻人，没有性生活的，每周有1~2次遗精都是正常的，不需要担心、紧张和害怕。但如果

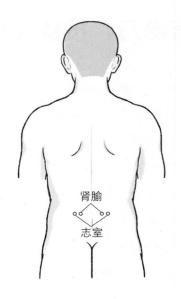

一周内频繁出现，一夜有数次遗精，或者白天精液流出时，人会神疲力乏、精神不振，这就属于病理性遗精了，需要进行治疗。

有个男孩就在我博客里留言，说以前有自慰的习惯，每个月差不多遗精4~5次，后来发现身体比较虚，经常冒冷汗，白天总犯困，浑身乏力，没有精神，抵抗力也不好，周围如有人感冒，他很容易被传染上。结果去医院检查，被查出患有慢性前列腺炎。后来他戒掉了自慰，积极锻炼身体，但每个月还是会遗精2~3次，症状也没有完全消失，久坐后左小腹会有发胀感，偶尔还会有尿频的症状。

我给他的建议就是刺激腰部的志室穴。志室穴也叫"精宫"，其物质为肾气精微所化，因此志室穴有益肾固精、补肾助阳、疏通经络的功效，是治疗遗精的特效穴。找穴的方法是，用手指摸到第二腰椎棘突下方，在左右旁开3寸处，按压时有痛感，这就是要找的志室穴。找到穴位后，每天可以用示指按揉这个穴位一次，先顺时针方向按揉5~8分钟，再逆时针方向按揉5~8分钟，中间每按揉2分钟就停半分钟。两侧穴位交替按揉，每分钟频率保持在40~60下。力度由轻到重，直到志室穴处产生酸胀、发热的感觉为止。按摩一段时间后，这个男孩发现自己睡眠也好了，小腹也不发胀了，不正常的遗精也调理好了。

除了志室穴，我们在平日里也可以多按摩刺激肾腧穴。肾腧穴在腰部第二腰椎棘突左右旁开1.5寸处，具有补益肾元、温补肾阳、行气通络的功效。每天可以在肾腧穴处按揉一次，每次按揉至少5分钟，以肾腧穴处有酸胀、发热的感觉为度。

单阿姨暖心提醒

人的心理状态和遗精有很大关系，所以治疗期间，心理调护非常重要。首先不要过于紧张、担心，这样只会加重病情，平时生活要有规律，业余生活应丰富一些，经常锻炼身体，保证良好睡眠。饮食上也要多吃有营养的、有助补肾的食物。同时要注意日常不要穿紧身内裤，睡前用温水泡脚，尽量养成侧卧的习惯。

艾灸关元治阳痿，补好肾气振雄风

养生特效穴

关元穴：关元穴位于脐下3寸处。阳痿患者可以用点燃的艾条在关元穴处艾灸，时间不要少于30分钟，隔天灸一次，以关元穴处皮肤有酸胀发热、无灼痛感为度。根据自身的适应程度，可以适当延长艾灸时间。

功效：补肾培元、温阳固脱、补益下焦。

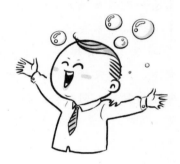

阳痿是男人心中难以愈合的伤疤，也是女人不愿向外人诉说的心病。每当准备夫妻生活时，男人由于不能勃起或勃起不坚或坚而不久，最后不能完成正常的性生活，患者常因此感到非常苦恼。阳痿其实就是"命门火衰"，简单来讲，就是肾阳虚的意思。如果男性平时感觉自己总是精神萎靡、面色㿠白、腰酸肢冷、小便不利，一副病恹恹的样子，这多数就是肾阳虚的征兆了。肾阳虚主要跟生活中的不良习惯有关系，如果我们长期熬夜、久坐不动、贪凉饮冷、纵欲过度、长期禁欲、抽烟酗酒，就容易使自己元气虚弱或肾精损耗，从而造成肾阳虚。除此之外，精神过度紧张、身体重要器官的病变、长期服用某些药物等也都容易导致肾阳虚症状，从而引发阳痿。

有个年轻男性因阳痿问题咨询我，说与女朋友在一起半年多，但从未有过性生活。他经常感觉腰部发凉，脚部发冷，尤其到了夏天，吹会儿空调就开始浑身不舒服，还经常感到疲劳。眼看与女朋友快到结婚的地步了，他怕女朋友知道自己的情况后，会选择离开，就问我有没有好办法，可以帮助他偷偷解决这个令人苦恼的问题。

我让他试着刺激腹部的关元穴。关元穴对治疗阳痿有特效，具有补肾培元、温阳固脱、补益下焦的功效，几乎所有与元气亏损有关的疾病都可以通过刺激关元穴来调理。找关元穴时，先将示指、中指和无名指并拢，再横放在肚脐的正下方，在三指宽处就是关元穴了。我们可以用点燃的艾条在关元穴处艾灸，时间不要少于30分钟，隔天灸一次，以关元穴处皮肤酸胀发热、无灼痛感为度。根据自身的适应程度，可以适当延长艾灸时间。那位年轻男性患者在治疗的过程中还时不时跟我汇报治疗效果，说每次艾灸关元穴都感到腹部暖洋洋的，渐渐不再感到腰肢发冷了，性生活也正常了。

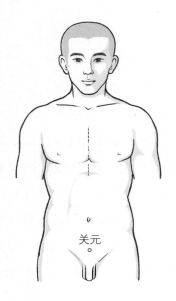

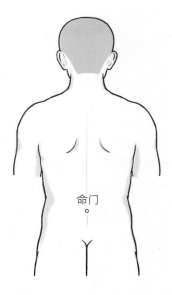

平时我们也可以辅助按摩腰部的命门穴来治疗阳痿。命门穴，顾名思义，是人体生命之根本。它在第二腰椎棘突下缘的凹陷处，经常刺激这个穴位可以起到补肾壮阳、培元固本的功效，尤其对患有阳痿的男性朋友来讲，效果更是明显。每天用拇指顺时针方向按揉3~5分钟，然后逆时针方向按揉3~5分钟，以命门穴处有酸胀感并向周围放射为好。

单阿姨暖心提醒

很多男性患者之所以出现阳痿状况，主要跟精神过度紧张有关系，因此我建议在开始性生活时，应该多与伴侣倾心聊天，讲一些比较有意思的话题，保持心情舒畅。另外，有的男性患者可能会因为自己有阳痿问题而迁怒于伴侣，这样不但解决不了事情，还可能使事情更糟糕。建议此类患者及时调整心态，积极治疗自身问题。

男人不育别着急，艾灸气海好"孕"来

养生特效穴

气海穴：气海穴在肚脐正下方约1.5寸处。不育患者可以用艾灸盒在气海穴处灸30~40分钟，以气海穴处感到温热、没有灼痛感为度，隔天灸一次。如果气温寒冷时，不要直接裸露皮肤艾灸，这时建议用艾灸罐进行艾灸，既暖和又方便。需要注意的是，当我们使用艾灸罐的时候，需要用毛巾包起来使用，因此可以适当延长艾灸时间至40或60分钟，隔天灸一次。

功效：生发阳气、扶正固本、培元补虚。

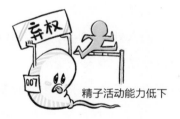

精子活动能力低下

不育是男人难以启齿的痛。很多男性患者在多年求子无果后，面临的结果是美好家庭的破裂。造成男性不育的原因主要有两个，一个是性功能出现障碍；另一个是性功能正常，而精子出了问题。精子出问题的男性朋友很多，其主要表现为无精子症、少精子症、弱精子症、精子无力症等。中医认为，肾藏精，主生殖，因此精子出现问题主要与肾有关。如果肾功能虚衰，那男人的生殖功能也就容易出问题。平时有些男性不注意保养身体，酗酒、抽烟、超负荷工作、失眠、久坐、工作压力大、情绪起伏不定、性生活过频等，这些都容易使精子出问题。另外，平时穿的内裤过紧或者总待在有各种辐射的环境中，也容易诱发不育症。

多年前，有个中年男子找到我，说与妻子结婚已经两年多，一直想要个孩子，可妻子的肚子始终没有动静。为此他母亲总时不时挑妻子的理，本来幸福快乐的家庭气氛慢慢变得压抑起来。后来他陪妻子到医院做检查，查来查去都没有查出问题。妻子建议他也查一下，结果显示他精子死精和畸形率接近90%。夫妻俩这才明白，原来两年多没有孩子是男方身体出了问题。在这之后，他母亲也不挑儿媳的错了，反而积极让她一起劝儿子服用中药。可药已经服用了半年多，每次他去医院做精液常规检查，总是不达标。

我建议他尝试刺激气海穴。气海穴是人体生命动力的"元阳之本"，具有生发阳气、扶正固本、培元补虚的功效，对治疗男性不育有不错的疗效。这个穴位在肚脐往下1.5寸，利用此穴治男子不育，最好的办法就是在这个穴位上艾灸。不同季节，艾灸方式也不同。夏天天气暖和，可以用艾灸盒在气海穴处灸30~40分钟，以气海穴处感到温热、没有灼痛感为好，隔天灸一次。当天气变冷的时候，不要直接裸露皮肤艾灸，这时建议用艾灸罐进行艾灸，既暖和又方便。需要注意的是，当使用艾灸罐的时候，可以用毛巾包起来使用，这时可以将艾灸时间延长至40或60分钟，隔天灸一次。那位患者按我说的方法治疗了一年多后，终于治好了不育症，使妻子成功受孕。

刚开始艾灸的时候，可以持续艾灸，因为需要调整经络；如果艾灸一段时间发现效果还不错，可以隔日再艾灸。当然，艾灸的同时会伴有诸如小腹疼痛、腰痛等正常的排病现象，只要不是长时间的隐痛就没有大问题。在用艾灸治疗之前，建议患者到正规医院诊疗一下，在医生指导下正确用药。

平时我们也可以辅助按摩气海穴，效果会更好。每早醒来时先不要起床，在气海穴处按揉3~5分钟，用力要轻，使穴位处有酸胀、发热的感觉即可。按摩完后，静躺2分钟再起床。

　　除了气海穴，我们也可以在关元穴处按摩。关元穴位于脐下3寸处，具有培元固本、补益下焦的功效，对治疗男子不育有非常好的效果。我们可以每天按揉关元穴一次，每次5~8分钟，每分钟按揉40~60下。

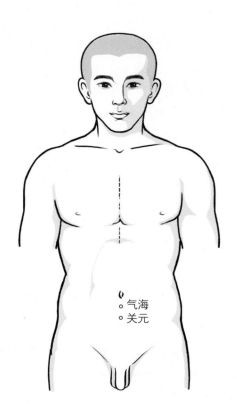

气海
关元

在艾灸的同时应该锻炼身体，结合合理饮食、保持良好睡眠。在饮食方面，我推荐一个健脾补肾的医方，用10克枸杞子，10克黑芝麻，20克黑豆，适量大枣、薏米、山药、干姜等，头一天晚上泡上，早起打成米糊。每天服用1~2次，干稀搭配，效果很好。

单阿姨暖心提醒

男子不育与生活起居习惯有很大的关系。平时我们尽量不要久坐，每坐40分钟就要站起来活动一下。还要养成多喝水的习惯，这样可以经常冲刷尿道、稀释尿液，避免泌尿系统发生感染。还要注意尽量不熬夜，不穿紧身衣裤，尤其是不穿紧身内裤和牛仔裤。另外，吸烟酗酒也容易杀精，因此要尽早戒烟，少喝酒。

第五章

祖传的老方法，
孩子不受罪、父母不揪心

孩子一生病，全家人都跟着揪心。一方面，怕耽误孩子病情，通常父母都会带孩子去医院检查，有时还不得不利用抗生素来治疗。另一方面，又觉得看病太折腾，孩子要经受很多痛苦。父母可谓左右为难。这时，不妨多学点祖传的穴位疗法，在病情早期，利用适合的穴位进行治疗，既无痛苦，也能产生较好的治疗效果，还能减少药物的使用。

〔小儿发热不用慌，艾灸大椎帮大忙

对症特效穴

大椎穴：大椎穴在脖子后面，第七颈椎棘突下的凹陷处。用来给小儿退热，可以选用艾灸盒主灸大椎穴，再配合肺腧穴、身柱穴，这几个穴位都在人体背部，用一个稍大些的艾灸盒就能把这些穴位都灸到。艾灸时会有温热的感觉。发热期间，最好每天艾灸一次，每次20~30分钟，灸至皮肤有点潮红即可。

功效：清热解表、截虐止病。

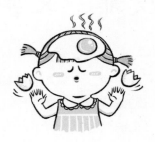

孩子发热是最让家长揪心的事，尤其体温达到38.5℃以上时，家长就会慌得手忙脚乱，赶紧带到医院，医院通常会给孩子使用退热药或输液。经过一系列治疗，发热也许被压下去了，但孩子也因此元气大伤，免疫力下降，更容易生病了。其实，发热是机体对抗疾病的一种表现，退热只是用外在干预的方法"镇压"体内炎症。此时利用穴位疗法不但可以激发孩子体内的自愈能力和抗病能力，由内而外地扶植正气，帮助孩子祛散病邪，还能增强孩子免疫力。

有位妈妈在我博客里留言，说我推荐的大椎穴非常好用，她曾用此穴两次解决了女儿的发热问题。第一次时，3岁多的女儿发热接近

39℃，她很紧张，因为当时周围有好几个孩子都因为高热发生了惊厥，她总是担心女儿也会发生，可是之前吃了两次退热药，虽然退得快，但是总反复发热，一到晚上就热得更厉害。大家都告诫她，如果孩子有一次惊厥以后就很容易再发生惊厥。她当下决定，按照从我博客中看到的艾灸法，再配合退热药给孩子退热，主要灸大椎穴，同时配合肺腧穴、身柱穴。灸了20多分钟后，孩子出了一身汗，体温降到37.5℃。当晚一直在37.5℃到38.2℃徘徊，第二天白天孩子状态也好了很多。到晚上睡觉前，她怕夜里孩子再次发生高热，就又灸了大椎、肺腧、身柱、神阙和足三里，结果孩子的体温就降到了36℃，没有再升高。后来还有一次，孩子因为咳嗽发热时，她很熟练地用这个方法帮女儿成功退热。有了这两次经验，在孩子生病发热时，她再也不那么慌乱了。

大椎穴、身柱穴都是督脉上的穴位，督脉主一身之阳气，用艾灸法可以帮助提升元气。大椎穴在脖子后面，第七颈椎棘突下的凹陷处。我们低头的时候，颈后凸显一个最高的骨头叫大椎，它下面的凹陷处就是大椎穴。它有清热解表、截虐止痫的作用，主治发热、感冒、疟疾、肺结核等。给小儿退热，可以选用艾灸盒，主灸大椎穴，再配合肺腧穴、身柱穴，这几个穴位都在人体背部，艾灸是要调动孩子体内的元气，元气充足了，病邪就会自己退却。孩子身材小，用一个稍大些的艾灸盒就能把这些穴位都灸到，艾灸时会有温热的感觉。发热期间，最好每天艾灸一次，每次20~30分钟，灸至皮肤有点潮红即可。

艾灸时，要重点观察4岁以下孩子的出汗情况，注意不要让孩子因过度出汗导致虚脱。在艾灸过后，可以给孩子喝些热水，或在水中加一小勺糖和盐，还可以给孩子吃些水分充足的水果，比如梨、橘子等，及时为孩子补充丢失的水分。

如果艾灸后再配合按摩，效果会更好。这里，我主要给大家介绍的是推天河水退热的方法。推天河水是小儿推拿中治疗发热的主要手法。

天河水的位置是从劳宫穴到曲泽穴，家长可用手指从孩子手心沿小臂中线一直推到肘窝曲泽穴，每侧每次推200～300下。推之前抹一些刮痧乳或油脂，避免推破孩子皮肤。

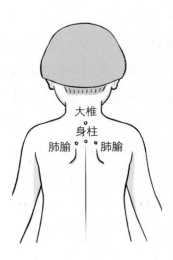

单阿姨暖心提醒

有时候，我们用这些传统方法退热后，并不能马上看到退热效果，甚至会出现更严重的发热现象，其实这只是病邪在反抗的过程。我们可以这样理解这一过程，当外邪侵袭机体的时候，机体要与外邪做斗争，抵御病邪的侵扰。身体与外邪进行斗争的过程中会以发热的形式表现出来，再通过汗孔排汗的途径将病邪排出体外。

咳喘穴位止咳强，睡觉安稳小儿康

对症特效穴

咳喘穴：咳喘穴有两对。一对在手部示指和中指指跟的凹陷处。有咳喘症状的人多能在此处按到结节状增生，按揉时有酸痛感。小儿每侧按揉10分钟左右即可。另一对在手部小指和无名指的指根之间，我们一般叫它"咳喘新穴"。轮流按压双手的咳喘新穴，每只手按压几十下，即可有效缓解咳嗽症状。

功效：止咳平喘、促进排痰。

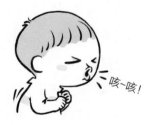

咳~咳!

我们知道，咳嗽不是疾病，而是一种症状，是某些疾病引发的一种外在表现。其诱发因素有很多，感冒、外受风寒、肺炎、支气管炎等都容易引发咳嗽症状。尤其对小孩来说，肺脏及各个系统的发育尚不完善，更容易受到外界邪气的影响，换季时节，冷热空气交替的阶段，是小儿咳嗽的高发期。

咳嗽本来是身体保护自身的一个正常反应，有助于排出体内寒气，呼吸道内的病菌和痰液也都可以通过咳嗽排出体外，起着清洁呼吸道并使其保持通畅的作用。然而，很多家长一旦发现孩子咳嗽就急于给孩子喂各种止咳药、止咳糖浆等，这些药物虽然能产生强有力的止咳效果，却容易使大量痰液和病菌堆积到呼吸道内，继发细菌感染，引发更严重

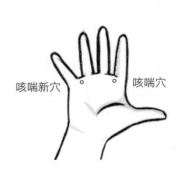

咳喘新穴   咳喘穴

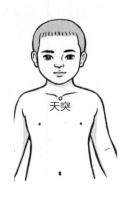

天突

的症状。因此，发生咳嗽时，最重要的是找到病因，对症用药，消除病源。不过，小儿咳嗽最突出的一个特点是，夜间容易加重，且伴有黏痰不易咳出，甚至伴有喘鸣音，非常影响孩子睡眠，家长也感觉揪心，担心孩子因为痰液堵住呼吸道影响呼吸。这时，我们可以考虑用咳喘穴快速止咳祛痰，帮助孩子睡个好觉。

咳喘穴实际有两对。一对在手部示指和中指指根的凹陷处，是止咳平喘的特效穴，对各种急慢性咳嗽都有很好的效果，成人、小儿都适用。有咳喘症状的人多能在此处按到结节状增生，按揉时有酸痛感。小儿每侧按揉10分钟左右即可。

另一对在手部小指和无名指的指根之间，我们一般叫它"咳喘新穴"。这个穴位排痰效果比较好，对因着凉引起的咳嗽也有不错的效果。小儿咳嗽时，轮流按压双手的咳喘新穴，每只手按压几十下，即可有效缓解咳嗽症状。

除了这两个咳喘穴，还有一个穴位对止咳也有帮助，就是天突穴。天突穴有宽胸理气、降痰宣肺的作用，主治气喘、咳嗽、支气管炎等。这个穴位在脖子下，仰头时锁骨中间凹陷的地方就是。但这个穴位不适合按压，按压时会使孩子感到不舒服而不愿意让大人操作，那怎么办呢？我们可以用手指轻轻地掐，不要太用力，否则孩子也会被掐疼。反复轻轻地掐就行，掐一会有点瘀血了，就达到止咳的效果了。

　　此外需要注意的是，孩子咳嗽时，更应该注意开窗通气，同时可以使用加湿器，让居室内保持一定的湿度。在孩子睡觉时，最好让他保持侧卧，将头部垫的稍微高一些，以避免分泌物返流入气管，堵塞呼吸道。

> **单阿姨暖心提醒**
>
> 　　橘皮粥对痰湿咳嗽有很好的缓解作用。痰湿咳嗽的特点是痰多、痰液清稀、早晚咳重，还伴有食欲不振、口水较多的症状。晒干后的橘皮在中医上叫陈皮，有消痰止咳、健脾理气的效果。可在给孩子煮粥时，加入适量的干橘皮，不但对止咳有帮助，还能增强孩子食欲。

〔感染风寒拿风池，孩子感冒好得快

对症特效穴

风池穴：在颈后，沿着两耳垂的下沿往后，各有一个凹陷处，这就是风池穴的位置。操作时，家长可以用一手的拇指放在一侧风池穴，示指、中指放在另一侧风池穴，轻轻拿捏、点揉，每次3～5分钟，每分钟80～100次。如果孩子比较小，可适当缩短拿捏时间。拿捏一会之后，可以轻轻往上提一提。

功效：发汗解表，祛风散寒，主治感冒、鼻塞、头痛等。

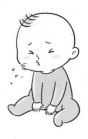

　　小儿感冒最常见的是因为感染风寒引发，在夏秋交替、冬春转换的时候，以及寒冷的冬季，各大医院的小儿门诊便挤满了患感冒的小患者。风寒感冒的主要症状是流清鼻涕、打喷嚏、怕冷、咳嗽、咳痰清稀，一般不出现发热症状或发热较轻，通常都是可以自愈的。只是感冒会导致鼻塞、咳嗽，容易影响孩子精神状态、食欲和睡眠等，所以，孩子的父母都希望采取一些简便、安全而又没有痛苦的措施，帮助孩子战胜感冒。

　　曾经有一个四岁多的孩子，由于冬天在公园滑冰的时间比较长，回家就连连打喷嚏，还伴有流清鼻涕症状，她妈妈根据经验知道这是伤风感冒。而以往给孩子喂感冒药很费劲，大人折腾，孩子哭闹，半天喂不进去一口药，这位妈妈觉得这样折腾孩子太遭罪了，就在博客里咨询我，看有没有更好的办法。了解情况后，我知道孩子是感冒初期，还不算太严重，就推荐了拿风池的方法，同时嘱咐她多给孩子喝温热水帮助散寒。两天后，这位妈妈留言说孩子的感冒没有加重，已经有好转迹象了。

风池穴在颈后，沿着两耳垂的下沿往后，各有一个凹陷处，这就是风池穴的位置。操作时，家长可以用一手的拇指放在一侧风池穴，示指、中指放在另一侧风池穴，轻轻拿捏、点揉，每次三五分钟，每分钟80~100次。如果孩子比较小，可适当缩短拿捏时间。拿捏一会之后，可以轻轻往上提一提。它的主要功效是发汗解表，祛风散寒，主治感冒、鼻塞、头痛等。在小儿感染风寒感冒初期，可以用这个方法来缓解症状；在感冒高发期，也可以采用拿风池的方法进行预防。

家长还可以用嘴吮吸风池穴、风府穴两个穴位，也就是吮痧。吮痧就是用嘴在指定穴位上吮吸，它既能达到刮痧、拔罐的效果，又能最大程度上降低对孩子的伤害。而风池穴、风府穴是邪气进入孩子体内的直接通道，如果有寒邪在体内，轻轻吮吸就能出痧，将邪气排出体外，感冒初期的症状便会随之消失。如果有咳嗽的症状，还可以同时吮痧大椎

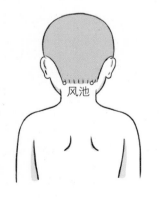

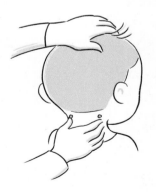

穴、肺腧穴等。这几个穴位都在颈后部位，寒冷季节孩子们在室外低头玩耍时，颈后部位暴露出来，更容易感受风寒的侵袭。所以冬季出门时应该给孩子围一条围巾，可以阻挡寒邪入口，有效预防感冒。

同时，孩子感冒时一定要注意室内通风，保持空气清新，也要多带孩子出去晒太阳。很多父母觉得孩子本身就是感染风寒引发的感冒，都不愿意开窗通风，也不带孩子出门，怕加重症状，这是错误的。感冒后，更应该出去晒太阳，阳光可帮助杀菌消炎，增强孩子抵抗力，有助于减轻感冒症状。

单阿姨暖心提醒

小孩感冒往往会导致鼻塞，引起呼吸困难，尤其在夜间，常因鼻塞喘不上气而憋醒。这种情况，可以用蒸汽熏鼻孔帮助鼻腔通气。将暖瓶打开盖，让孩子靠近蒸汽，但别离得太近以免烫伤皮肤，每次熏蒸10分钟左右就行。如果孩子大一点，可以教他擤鼻涕，在睡前先把鼻腔擤干净。孩子较小的话，可以用吸鼻器吸出鼻涕，吸的时候不要过于用力。

手足口病有根源，消除炎症是关键

对症特效穴

神阙穴：在肚脐部位，可对神阙穴进行温灸。由于手足口病表现出的症状较多，可以考虑多穴多法并用。如果有口腔溃疡，配合灸喉咙、脖子部位；如果主要以高热的形式出现，可以给孩子多喝水，在孩子背部的督脉和膀胱经搓痧；如果是细菌性感染，除了搓痧外，还要加上艾灸大椎穴、颈夹脊、天突穴、涌泉穴；如果孩子的扁桃体化脓、嗓子痛，可以在少商、商阳以及耳尖部位点刺放血。

效果：培补元气、调理肠道、消除炎症、提高自身免疫力。

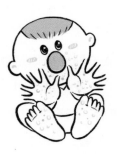

手足口病是由肠道病毒引起的传染病，蔓延极快，多发于春、夏季节，5岁以下婴幼儿发病率最高。典型表现为急性起病、发热，手掌或脚掌部出现斑丘疹和疱疹，臀部或膝盖也可出现皮疹。相对于手足上出现的病变，很多时候患儿会首先表现为口腔的病变，并有食欲减退、咽痛等症状。部分患儿还伴有咳嗽、流涕、恶心、呕吐和头痛等症状。

一个3岁半的宝宝得了手足口病，发热两个晚上后，孩子妈妈到我的诊所来咨询，在我的指导下，她先用艾灸帮孩子退热，但宝宝食欲明显下降，嘴巴痛，上下嘴唇和喉咙里有溃疡。我便让她天天艾灸宝宝的神阙穴，以及喉咙、脖子等处。就这样坚持了几天，宝宝喉咙里的溃疡消除了，食欲也好了很多。

神阙穴就在孩子的肚脐上，它是人体元神的门户，人体先天的禀赋跟这个穴位密切相关，因为它曾是胎儿吸收母体营养的通道。此穴通百脉，可以调阴阳，培补元气，而且临近胃、肠等器官，对它进行刺激还可以治肠胃疾病，提高孩子抵抗力。而手足口病是由肠道病毒引起的，所以温灸神阙穴有助于清肠毒，从源头上清除病因，并充分调动孩子自身的免疫力，帮助他对抗手足口病，同时配合灸喉咙、脖子等部位，有助于消除口腔溃疡，减轻孩子痛苦。

不过，小儿手足口病表现出来的症状较多，仅用一个穴位、一种疗法无法取得良好的效果，可以考虑多穴多法并用。

如果该病主要以高热的形式出现，可以给孩子多喝水，在孩子背部的督脉和膀胱经搓痧，搓到皮肤潮红、微微出汗的时候，可以帮助退热。

如果是细菌性感染，孩子的扁桃体是红色的，或者在炎症高发阶段，扁桃体会有白点化脓的迹象，这个时期不易退热。此时除了搓痧外，还要艾灸大椎穴、颈夹脊、天突穴和涌泉穴，这样可以协助消炎。如果孩子的扁桃体化脓、嗓子痛，可以在少商、商阳以及耳尖部位点刺放血。少商在手拇指末节桡侧，距指甲角0.1寸处，具有解表清热、通利咽喉、苏厥开窍的作用。商阳为手阳明大肠经的井穴，主要治疗耳聋、齿痛、咽喉肿痛、颔肿、手指麻木、热病、昏迷等疾病。这两个穴位都有治疗咽喉肿痛和高热惊厥的功效。最好选择一次性的点刺针，先把这两个穴位从下搓到指尖，使指尖部位充血，然后捏住宝宝的指尖，用75%酒精消毒，快速点刺，挤出3～5滴血。

前面所讲的病例，就是通过艾灸控制了炎症的发展，提高了身体的免疫力，使机体有了足够的能力来和疾病抗争。

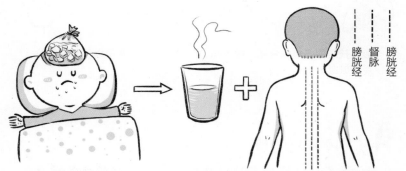

如果主要以高热的形式出现，可以给孩子多喝水，在孩子背部的督脉和膀胱经搓痧。

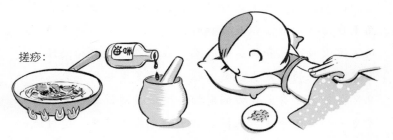

焯好艾叶，加入香油捣碎。取用捣烂的艾叶，顺着脊柱上下滑动地搓，搓到皮肤潮红，这样有助于退热。

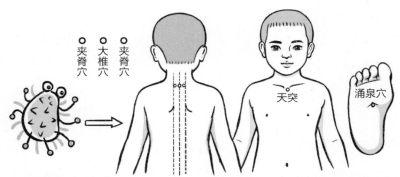

如果是细菌性感染，除了搓痧外，还要艾灸大椎穴、颈夹脊、天突穴和涌泉穴。

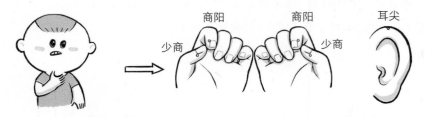

如果孩子的扁桃体化脓、嗓子痛，可以在少商、商阳以及耳尖部位点刺放血。

单阿姨暖心提醒

　　手足口病较轻者可以自愈，但是严重的能导致死亡，而目前还没有有效治疗的药物，对此应该特别注意。因此，孩子的手足口病只能依靠注意饮食卫生和提高免疫力来预防，以及发病时的抗炎为主要治疗手段。而通过穴位退热和抗炎的效果，往往要好于静脉滴注。用静脉滴注的方式去抗炎，往往有反复发热的迹象，而且还会抑制自身免疫力的发挥。所以我建议各位家长多学习一些绿色疗法，从提高孩子的免疫力着手，通过激发体内自身的抵抗力来对抗疾病。

掐按双手十宣穴，小儿得安不惊厥

对症特效穴

十宣穴：十宣穴一共有10个，位于双手十指尖端，指甲游离缘0.1寸处。点刺出血是刺激十宣穴最好的方法，不过针对小儿来说，父母一般都不敢进行这样的操作，所以也可以采用掐按的方法。具体方法是用拇指的指甲，用力反复重掐十宣穴。因为孩子在惊厥中无法表达自己的感觉，所以父母可以先在自己手指上试一下，力度以有酸痛感为宜。十宣穴的掐按时长不超过5分钟。也可以将牙签倒过来，利用其圆钝头连续扎刺十宣穴，时间控制在3~5分钟。

功效：此穴具有清热开窍、祛风通络的功效，对于小儿常见的惊厥有特殊的治疗作用。

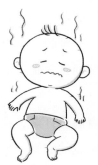

小儿惊厥

　　小儿惊厥可以说是一种比较危急的病症，以高热惊厥为多见。所以一旦家里孩子发生高热，父母总是悬着一颗心，生怕孩子发生惊厥。曾有一位妈妈在博客留言，说她儿子在两岁多时有一次发生高热，虽然睡前吃了退热药，但半夜又烧到39℃多，还发生了抽搐。年轻的父母着急地带孩子去医院挂急诊，医生诊治时孩子脸都憋得发绀了。在医生的救治下，孩子的惊厥症状终于控制住了，但是自那之后，一旦孩子发热，夫妻俩就紧张得要命，怕万一发生惊厥，容易耽误治疗。于是她在博客里咨询我，有没有好的急救办法。我给她推荐了十宣穴掐按的办法，她试过之后觉得不错，此后孩子发热时她再也不那么惊慌失措了。

在这里，我先介绍一下惊厥。惊厥又称惊风、抽风，是小儿时期常见的一种急重病症，以抽搐、昏迷为主要特征。此症任何季节都有可能发生，一般以1~5岁的小儿较多见，而且年龄越小，发病率越高，7岁以上逐渐减少。这一症状主要是由于大脑功能暂时紊乱所致，因为小儿神经系统发育还不够成熟，容易发生惊厥。通常由产伤、脑发育急性损伤、先天代谢异常、高热及中枢神经感染等引发，其中高热惊厥是最常见的。如果惊厥发作持续时间较长，可导致缺氧、脑内压增高，甚至可发生窒息而引发幼儿死亡。

惊厥持续时间过长，小儿容易因缺氧而面色发绀，部分小儿会出现大小便失禁，一般数秒至十余分钟后自行停止，进入昏迷状态。如果高热中小儿有精神恍惚、频繁惊跳及肌肉紧张的现象，常常是惊厥的先兆，应该及时服用退热药，提早预防。不过，如果是小儿入睡后有局部的小肌肉抽动，有时睡不踏实而手脚乱动的现象，则是正常的，不要误以为是惊厥。

十宣穴是急救大穴，具有清热开窍、祛风通络的功效，可以治疗各种急性热病，尤其对于小儿常见的惊厥有特殊的治疗作用。十宣穴一共有10个，位于双手十指尖端，指甲游离缘0.1寸处。用于治疗急症时，点刺出血是刺激十宣穴最好的方法，先用酒精将三棱针或注射器的针头进行消毒，再用酒精棉球将孩子手指消毒，捏紧拇指指尖，展露出十宣穴，用针对准穴位快速刺入，出血三五滴。不能自行出血的，可以挤压出血。然后用消毒药棉擦拭干净，压迫止血，再去点刺其余手指的十宣穴即可。惊厥得到控制后立即停止。

　　不过针对小儿来说，父母一般都不敢进行这样的操作，所以也可以采用掐按的方法。具体方法是用拇指的指甲，用力反复重掐十宣穴。因为孩子在惊厥中无法表达自己的感觉，所以父母可以先在自己手指上试一下，力度以有酸痛感为宜。十宣穴的掐按时长不超过5分钟。也可以将牙签倒过来，利用其圆钝头连续扎刺十宣穴，时间控制在3~5分钟。需要注意的是，即使惊厥控制住了，也应该及时到医院就诊，对引发惊厥的原发病进行治疗，以避免再次发生。

十宣穴

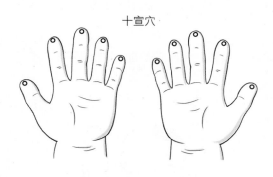

　　单阿姨暖心提醒

　　无论是什么原因引起的惊厥，到医院前，最好尽快进行控制，以防小儿脑组织受到损伤。高热患儿要及时予以退热，注意呼吸、体温、肢体和面色的变化。使孩子侧卧，以免呼吸道阻塞。惊厥时，不可喂水、喂药，以免呛入气管引发窒息。

调理脏腑身柱穴，治疗腹泻小儿悦

对症特效穴

身柱穴：身柱穴在背部正中线上，取穴时，让孩子俯卧在床上，先定大椎穴，从大椎往下就是胸椎，第一个突起的点是第一胸椎棘突，在第三胸椎下的凹陷处就是身柱穴。刺激此穴有助于提高消化系统功能，防治腹胀、腹泻、发育不良等。建议家长采用温和灸的方法，每次灸5~10分钟。如果腹泻严重，可以加灸足三里5分钟。灸后看到皮肤潮红，就说明艾灸起效了，每天一次就行。

功效：提高消化系统功能，防治腹胀、腹泻、发育不良。

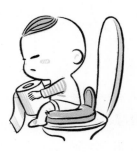

　　小儿腹泻是由多种病因引起的一种疾病，临床表现为腹泻、腹痛、腹胀、大便里面有黏稠状物，甚至还带有血丝等。因为孩子的消化器官还未完全发育成熟，胃肠的调节功能差，胃肠道免疫力低，所以消化能力较弱，很容易发生腹泻。如果孩子长期患有胃肠类疾病，经常腹泻，吃的食物不能得到很好地消化和吸收，就会直接影响孩子身体的成长和智力的发育。

　　针对小儿腹泻的问题，刺激身柱穴可以起到非常好的治疗效果。身柱穴在人体后背，有全身支柱的意思，它常被称为"小儿百病之灸点"，也就是说借助身柱穴可通治小儿疾病。身柱在背部正中线上，取穴时，让孩子俯卧在床上，先定大椎穴，从大椎往下就是胸椎，第一个突起的点是第一胸椎棘突，在第三胸椎下的凹陷处就是身柱穴。此穴有助于提高消化系统功能，防治腹胀、腹泻、发育不良等。建议家长采用温和灸的方法，每次灸5~10分钟。如果腹泻严重，可以加灸足三里5~10分钟。灸后看到皮肤潮红，就说明艾灸起效了，每天一次就行。

　　为了使孩子早日康复，我们还可以加上推拿方法来辅助治疗，一是手臂部的大肠经推法，沿合谷穴到温溜穴的方向，用拇指指腹紧贴孩子的合谷穴，运用适当的压力，向温溜穴做单方向的直线移动，每天推50次左右；二是捏脊法，家长用两手沿孩子脊柱两侧把皮捏起来，边提捏、边向下捻动，整个背部从下往上，每天捏脊5~10次；最后再缓慢、轻柔地揉腹，也是每天顺时针20圈、逆时针20圈。

　　有位妈妈，由于喂养不当，宝宝长期大便不成形。宝宝腹泻，她很着急，后来按照我告诉她的方法给宝宝艾灸身柱穴15分钟，双侧足三里穴各10分钟，再配合捏脊从下向上"捏三提一"50下，坚持三天后，宝宝拉出了3条"香蕉"便，但后面又是稀便，只是次数减少了。这位妈妈知道疾病不是一天两天就能好的，仍然按照我说的穴位艾灸。几天

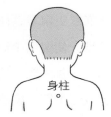

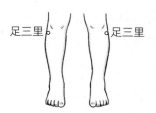

腹泻重者再加灸足三里
5~10分钟，每日1次。

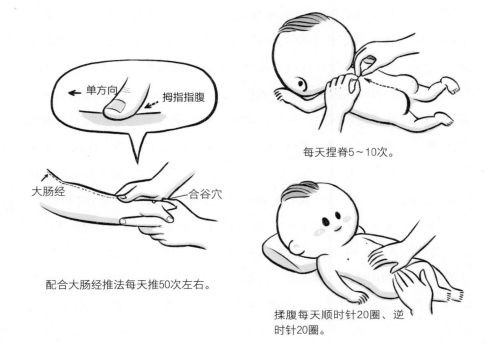

单方向 拇指指腹

大肠经 合谷穴

配合大肠经推法每天推50次左右。

每天捏脊5~10次。

揉腹每天顺时针20圈、逆时针20圈。

后宝宝大便基本成形，此时，她已经连续艾灸10天了，她问我需要停一天再开始第二个疗程吗？

我是这样回复她的，如果宝宝已经恢复正常4~5天，可以休息1~2天，但是休息期间，捏脊还要照做，而且要绝对控制饮食，不要给宝宝吃得太饱，吃八分饱就可以了，不要吃凉的，水果煮后再吃，让孩子的脾胃慢慢适应，免得疾病复发。之后再坚持一两个疗程，宝宝的脾胃功能基本上就能调整过来。如果宝宝的大便恢复正常了，可以隔三岔五给宝宝艾灸，只灸身柱穴，以提升宝宝的元气，使宝宝少得病或不得病。而每隔几天在室内烧一两次艾条，可以预防病毒侵袭。

给孩子艾灸时可以选择杂质少的艾条。点燃艾条后，家长首先要用自己的手背试一下温度，试出艾条燃烧时可以带给手背部温热感觉的距离，然后用同样的距离给孩子艾灸。在施灸的时候，尽量选择孩子睡觉的时候，同时时刻观察孩子的反应，如果孩子睡得很安稳、很舒服，那么这个距离就刚好合适；反之艾灸的距离需要稍远一些。刚开始给孩子艾灸，需要按部就班地进行，要正确操作，确保安全。

单阿姨暖心提醒

　　长期患有腹泻的孩子，体质会很差，免疫力也跟不上，更谈不上良好的消化和吸收，但这时家长不能急躁，需要有耐心，慢慢地治疗。提醒各位家长，孩子如果经常出现腹泻、腹痛、腹胀等一系列症状，首先要格外注意孩子的饮食健康。一定要管住孩子的嘴，不能让孩子随便乱吃，不要再给孩子吃冰冷、辛辣等刺激性食物，还不要吃硬的、黏的等不易消化的食物。只有从饮食做起，才能使本已受伤的肠胃不会再次受到伤害。

孩子积食不用怕，足三里穴助消化

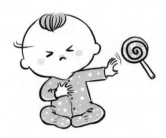

大人总怕孩子吃不饱，尤其孩子的爷爷奶奶等上一代老人，更是特别爱给宝宝多喂吃的，总怕营养不够，影响宝宝生长。但是小儿的肠胃功能还不够完善，一下子吃太多食物大都消化不了，这时就容易造成小儿积食。

积食也叫伤食，多是因为小孩吃得过多，食物在胃中不易消化而引起的。积食的危害很多，不但会导致小孩食欲下降、厌食、恶心、呕吐、腹胀腹痛、大便干燥、睡眠不安、没有精神等一系列症状，严重的还会引起孩子发热、咳嗽，长期积食还会导致影响不良，影响孩子生长发育。

记得有一年过团圆节，我女儿女婿带着两岁多的宝宝上郊区奶奶家过节。当时女儿还打电话跟我说，奶奶家各种食品摆了一桌，苹果、葡萄、饼干、薯片、花生米、瓜子，还有饮料，我还特意嘱咐别给宝宝乱吃东西。可是，奶奶太喜欢宝贝孙子了，一会让孙子喝饮料，一会又喂薯片、饼干、葡萄、花生米。中午开饭时，宝宝已经一口都吃不下了。下午奶奶怕宝宝饿着，也是一会给吃这个，一会给吃那个。到傍晚时宝宝吐了一次，吐的量不大，晚饭也没怎么吃。晚上，他又喝了点豆浆。夜里睡觉时，他可能因为肚子难受，翻来覆去总也睡不踏实。到夜里11点左右，宝宝开始呕吐，吐了一床。早上时，宝宝开始腹泻，水样便。当天白天又吐又泻，一整天几乎没吃什么东西。

我女儿赶紧带宝宝返回我家求助，了解情况后我知道这是积食的典型症状，于是给孩子喝了一些温开水，以防脱水，然后给宝宝按摩了足三里穴。之后，宝宝说肚子不难受了，但他还是不爱吃东西，也没精神，又是什么也没吃就沉沉地睡着了。

足三里穴是"足阳明胃经"的主要穴位之一，它具有调理脾胃、补中益气、消食导滞的功能。现代医学研究也已证实，刺激足三里穴，

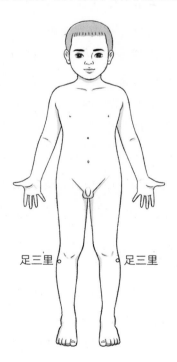

可使胃肠蠕动有力而规律，并能提高多种消化酶的活力，增进食欲，帮助消化。足三里穴在小腿外侧，外膝眼下3寸（即宝宝手指4横指的宽度）。家长可以用拇指指腹揉按两侧足三里穴，每侧100~150次。平时常给孩子按摩足三里穴，能有效防治消化系统的常见病症，如呕吐、呃逆、嗳气、痢疾、便秘等。

在孩子睡着后，我又轻轻帮他围绕肚脐四周进行揉腹。这个部位集中了神阙、中脘、气海等穴位，刺激这些穴位对于调理肠胃都有很好的帮助。揉之前，先将双手搓热，或用热水泡一会，避免把寒气带给孩子。这样慢慢调理了三四天，宝宝食欲渐渐增加，大便也成形了。

单阿姨暖心提醒

我们常说，欲得小儿安，常带三分饥和寒，这里的三分饥就是让宝宝吃七分饱，留三分余地，这样不易损伤肠胃，造成积食。我们都爱孩子，但一定要有度。孩子太小，不会控制自己的食欲，家长就要把握好这个度，不能只要孩子张嘴，食物就马上送入。孩子小，脾胃又比较虚弱，经不住这么折腾。稍有点饮食不当，立即就会出现不适症状。所以吃饭一定不能让孩子吃得太饱，无论大人、孩子都应保持七八分饱，这样才能健康长寿。

小儿便秘灸天枢，增强肠道活动力

对症特效穴

天枢穴：在肚脐旁开两寸的地方，可以用艾灸的方法治疗小儿便秘，每天一次，每次20~30分钟。便秘严重的话，就配合大肠腧、关元穴等一起艾灸。艾灸治疗孩子便秘期间，还可适当用点按脐部法进行辅助治疗。具体操作如下：用中指以每分钟60次的频率点按脐部，然后按揉脐部5分钟，每日2次。点按脐部后可辅助进行药物敷脐疗法，以加强疗效，操作方法为：用适量白酒将10克大黄粉调成糊状，涂于脐部，用纱布覆盖固定，再用热水袋敷10分钟，每日1次。

功效：调理肠道、消食理气、促进排便。

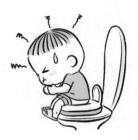

小儿便秘是许多家长头疼的事。孩子本身脾胃虚弱、饮食不均衡、作息没规律、没有定时排便、环境改变等，都容易引起孩子便秘。还有一些疾病导致腹肌张力差或肠蠕动减弱，也可能导致便秘。便秘使排便次数减少，粪便干燥、坚硬，造成排便困难和肛门疼痛，轻则影响消化功能，使食欲减退，严重的话会导致孩子血铅增高，智力和免疫力下降，甚至因为宿便压迫，可能影响生殖系统发育，还有一些孩子会因为便秘出现头痛、贫血、口臭、营养不良等并发症。就连成年后心绞痛、心肌梗死、卒中、猝死等严重病例，都显示与幼时的便秘有关。

治疗成人便秘，可使用开塞露，并多吃蔬菜、水果，多喝水和多吃脂肪类食物，调整相对固定的排便时间都是办法，严重的还可以使用泻药。但小孩子肠胃功能发育不完全，贸然服药或较大程度地调整饮食都容易引起肠胃功能紊乱，引发新一轮的疾病，所以，我还是推荐穴位调理。

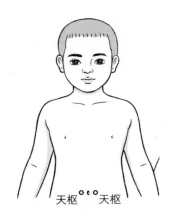

天枢○°○天枢

有个4岁的男孩，平时常便秘，有时一两天一解，有时三四天一解，有时想解总解不出来。她的妈妈很着急，问我怎么办？我给她推荐了通过天枢穴进行治疗的方法。

天枢穴在肚脐旁开两寸的地方，它是胃经上的大穴，也是大肠经的募穴，刺激它能够促进胃经内气血循环，帮助气血输向大肠经。胃经气血充盛了，消化能力增强，大肠经气血充盈，则排泄功能正常，所以此穴可以促进排便，保持肠道通畅。可以用艾灸的方法，适当灸天枢穴，每天一次，每次20~30分钟。严重的话，就配合大肠腧、关元穴等一起艾灸。

孩子长期便秘会导致排便困难，费神费力，这时可以先给孩子用一些开塞露来润滑直肠部位，这样一来，当孩子有便意的时候，排便就会变得顺畅。需要注意的一点是，由于小孩子火力较旺，艾灸时间过长容易上火，所以如果孩子近期艾灸已经取得了不错的效果，接下来就不要每天都灸了，隔三岔五地艾灸即可。

艾灸治疗孩子便秘期间，还可适当用点按脐部法进行辅助治疗。具体操作如下：用中指以每分钟60次的频率点按脐部，然后按揉脐部5分钟，每日2次。点按脐部后可辅助进行药物敷脐疗法，以加强疗效，操作方法为：用适量白酒将10克大黄粉调成糊状，涂于脐部，用纱布覆盖固定，再用热水袋敷10分钟，每日1次。同时还可带孩子外出散步来巩固治疗。

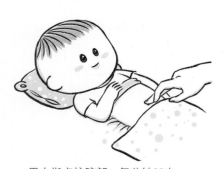

用中指点按脐部，每分钟60次。

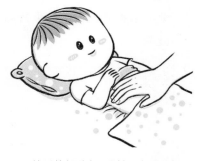

然后按揉脐部5分钟，每日2次。

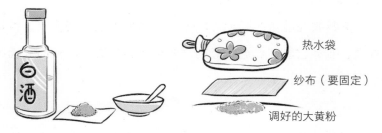

药物敷脐疗法。用适量白酒将10克大黄粉调成糊状，涂于脐部，用纱布覆盖固定，再用热水袋热敷10分钟，每日1次。

在进行艾灸、按摩、敷脐、运动等综合调理后，孩子的元气会逐渐恢复，水液代谢也会逐渐正常。好习惯对孩子的身心健康至关重要，所以家长应该督促孩子每天形成定时排便的习惯。

对于几个月大的小宝宝而言，缓解便秘建议以捏脊为主，从大椎穴开始，一直捏到长强，手法要轻。或者按摩宝宝的腹部或胃经，这样可以有效调整宝宝的消化和吸收功能，从而恢复正常排便。

单阿姨暖心提醒

便秘属于一种顽固性疾病，平时多给宝宝吃些甘薯、蔬菜、香蕉等食物，对便秘会有帮助。此外，给孩子艾灸后一定要让孩子多喝水，避免上火。平时可配合喝蜂蜜萝卜水或冰糖白梨汤来清肺火，这对预防便秘也有较好的效果。

扁桃体炎用少商，轻按重刺不用慌

对症特效穴

　　少商穴：少商穴在手部，左右各一个，在拇指指甲下端内侧，也就是指甲下边缘和侧边缘交汇处往下0.1寸。如果孩子扁桃体发炎引起感冒咳嗽，或者呕吐、发热，都可以按压或掐按这个穴位。平时可以借助一些小工具，用棉签或者圆珠笔的末端，按压住这里，旋转着按摩。扁桃体发炎稍微严重的可对此穴进行点刺，操作的时候先用75%的消毒酒精对少商穴周围进行消毒，然后用一次性的采血针对准这个穴位快速刺入，挤出5~8滴血，最后用棉签按压止血即可。

　　功效：清肺泄热、通经活血，可治疗咽喉肿痛、中暑、发热、呕吐等。

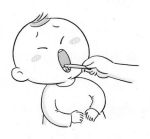

　　扁桃体炎是小儿最易得的疾病之一，症状多表现为扁桃体红肿，有触痛感，有发热甚至高热，同时伴有寒战、全身乏力、头痛及全身痛、食欲不振、恶心呕吐、宝宝吞咽困难等。通常，在扁桃体发炎期间，需要给孩子多喝水，保持饮食清淡，但小儿扁桃体炎易反复发作，如能加以穴位治疗，可起到很好的防治效果。但要注意方法，如果孩子不适应，出现了不良反应，要及时改换治疗手段。

有一位妈妈在我的博客留言，说她家孩子是反复性的扁桃体发炎，几乎两月发作一次，每次都因发生高热去医院输液，非常痛苦。她试过用艾灸的方法给孩子治疗，但是每次艾灸时，孩子就会发荨麻疹，虽说艾灸之前也发荨麻疹，但艾灸之后会更严重，所以不敢采用这个方法。最近一次孩子扁桃体发炎，高热近40℃，这位妈妈也不敢再艾灸了，觉得这个方法不太适合她家孩子的体质，于是她咨询我还有没有更好的方法。

这位妈妈做得很正确，艾灸确实不一定适合所有人、所有体质的患者，而且有时候会出现一些返病现象，对于成年慢性病患者来说，可以通过坚持艾灸消除返病现象，但是对于比较小的孩子来说，如果出现了一些不适反应，就需要尽快停止，改用其他方法。毕竟每个普通人都没有接受过专业的中医训练和长期的临床操作，对于一些突发情况可能无法很好地去把握并及时采取应对措施，所以还是需要谨慎一些，最好改用更温和一些的方法来操作。我给她推荐了少商穴，嘱咐她用手指快速掐按的方式，每侧反复5~10次。

少商穴是我们肺经最末端的一个穴位，主要作用是清肺泄热、通经活血，可治疗咽喉肿痛、中暑、发热、呕吐等，还可以治疗因为气血运行不畅所致的手指麻木。少商穴在手部，左右各一个，在拇指指甲下端内侧，也就是指甲下边缘和侧边缘交汇处往下0.1寸。如果扁桃体炎引发了感冒咳嗽，或者呕吐、发热，都可以按压或掐按这个穴位。平时可以借助一些小工具，用棉签或者圆珠笔的末端，按压住这里，旋转着按摩。扁桃体发炎稍微严重的对此穴进行点刺，操作的时候先用75%的消毒酒精，对少商穴周围进行消毒，然后用一次性的采血针对准这个穴位快速刺入，挤出5~8滴血，最后用棉签按压止血即可。

在孩子扁桃体发炎的急性期，还可以在点刺少商穴的同时，配合点刺商阳穴。商阳穴在手部示指末节桡侧，距离指甲角0.1寸，有清泻阳明、宣肺利咽、清热解毒的功效，主治咽喉肿痛、腮肿、扁桃体炎、腮腺炎等症。这两个穴位分别是肺经和大肠经的井穴，对于一般急性疾病，点刺井穴的治疗效果通常很好。

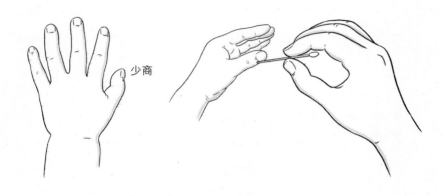

少商

单阿姨暖心提醒

　　在小儿扁桃体发炎期间，如果出现皮疹、高热、腹痛或休克的早期症状，应立即去医院救治，不能耽误治疗。如果不是急性发作，也没出现急性症状，可以采用穴位疗法进行调治，同时配合食疗方。可以用鲜荷叶一张煎汤，连同一段藕和适量大米一起煮成稀粥，给孩子食用。荷叶有解毒作用，适用于小儿热毒、舌红口渴等症，对咽喉疾病有很好的疗效。

选题策划：冷寒风
图文编辑：霍丽娟
　　　　　尹丽颖
版式设计：吴金周